ELOGIOS PARA
Sexy a la brasilera

"Los consejos de Janea son valiosos y están repletos de energía positiva. Nos muestra cómo ser sexys de adentro hacia afuera. Sentirse sexy es algo que depende de nosotras y nos hace sentir bien y empoderadas; todo depende de la seguridad y la actitud. Esto es lo que podrás aprender en *Sexy a la brasilera*".

—Naomi Campbell

"Una guía sencilla y poderosa para canalizar nuestra belleza interior y exterior, y para saber manejar nuestro poder como mujeres".

—Kyra Sedgwick

"Todos se enloquecen siempre por las francesas, pero las mujeres brasileras no tienen igual. Con sus secretos de belleza, Janea y sus hermanas han transformado la forma como piensan y se sienten las norteamericanas con respecto a ellas mismas. Son mucho más que simples expertas en belleza —nos cambian de adentro hacia afuera la forma como nos vemos a nosotras mismas".

—Nina Garcia, directora de moda de
Marie Claire y juez de *Project Runway*

"Janea es no sólo la que me hace la cera del bikini, es también mi terapeuta. En su diván me descubrí a mí misma, descubrí lo que significa ser una mujer verdaderamente bella al interior y al exterior".

—Hazelle Goodman, comediante

"*Sexy a la brasilera* es un gran libro para cualquier mujer que quiera mejorar ¿No es eso lo que todas queremos? He sido clienta y amiga de Janea durante más de diez años. Soy mejor madre, mejor esposa y mejor personas gracias a su asesoría. Me alimento mejor, hago ejercicio con regularidad, me cuido en todos los aspectos. Sus perlas de consejos y apoyo me mantienen en la mejor forma".

—Tonya Lewis Lee, abogada, escritora y productora

Sexy a la brasilera

Secretos para llevar una vida llena de belleza y confianza

Janea Padilha

con MARTHA FRANKEL

Un libro Perigee

UN LIBRO PERIGEE
Publicado por el Grupo Penguin
Penguin Group (USA) Inc.
375 Hudson Street, New York, New York 10014, USA
Penguin Group (Canadá), 90 Eglinton Avenue East, Suite 700, Toronto, Ontario M4P 2Y3, Canadá
(una división de Pearson Penguin Canada Inc.)
Penguin Books Ltd., 80 Strand, London WC2R 0RL, England
Penguin Group Ireland, 25 St. Stephen's Green, Dublin 2, Ireland (una división de Penguin Books Ltd.)
Penguin Group (Australia), 250 Camberwell Road, Camberwell, Victoria 3124, Australia
(una división de Pearson Australia Group Pty. Ltd.)
Penguin Books India Pvt. Ltd., 11 Community Centre, Panchsheel Park, New Delhi—110 017, India
Penguin Group (NZ), 67 Apollo Drive, Rosedale, Auckland 0632, New Zealand
(una división de Pearson New Zealand Ltd.)
Penguin Books (South Africa) (Pty.) Ltd., 24 Sturdee Avenue, Rosebank, Johannesburg 2196, South Africa

Oficinas Registradas de Penguin Books Ltd.:
80 Strand, London WC2R 0RL, England

Si bien la autora se ha esforzado en dar números telefónicos y direcciones de Internet correctos al momento de publicar este libro, ni el editor ni la autora se hacen responsables de errores o cambios que se produzcan después de su publicación. Además, el editor no tiene control ni asume la responsabilidad de los sitios Web de la autora o de terceros en cuando a su contenido.

HISTORIAL DE IMPRESIÓN
Edición Perigee de pasta dura / abril de 2010
Edición Perigee de bolsillo / abril de 2011
Edición Perigee (español) / julio de 2011

El libro de bolsillo Perigee (español) tienen el número ISBN: 978-0-451-23615-9

La Biblioteca del Congreso ha catalogado de la siguiente forma la edición de pasta dura de Perigee:

Padilha, Janea.
   Brazilian sexy: secretos para llevar una vida fabulosa y llena de autoconfianza / Janea Padilha con Martha Frankel.
     p. cm.
   ISBN 978-0-399-53569-7
   1. Mujeres—Comportamiento sexual. 2. Relaciones hombre-mujer. 3. Mujeres—Psicología.
4. Belleza personal. I. Frankel, Martha. II. Título.
   HQ46.P23 2010
   646.70082—dc22   2009042837

IMPRESO EN ESTADOS UNIDOS DE AMÉRICA

10 9 8 7 6 5 4 3 2 1

La mayoría de los libros Perigee están disponibles con descuentos especiales por compras al por mayor para promociones de ventas, descuentos especiales, recolección de fondos o uso educativo. También se pueden crear libros especiales o extractos del libro para adaptarlos a necesidades específicas. Para mayores detalles, escribir a: Special Markets, Penguin Group (USA) Inc., 375 Hudson Street, New York, New York 10014.

Este libro lo dedico a mis clientas, a quienes amo con locura; a mis hermanas y a mi madre, que me han enseñado tanto; y a mi hija Emily y a mi nieta Mindla, que es, simplemente, la dueña de mi corazón.

JANEA PADILHA

Este libro está dedicado a todas las mujeres que piensan que la vida al fin comenzará cuando perdamos las últimas diez libras, cuando consigamos un mejor empleo o cuando encontremos al hombre perfecto. Gracias, Janea, por mostrarnos que la vida ya ha empezado —y que es perfecta tal como es.

MARTHA FRANKEL

Contenido

contenido

Prólogo

por Vanessa Williams

Cuando uno sube por las empinadas y bien desgastadas escaleras del J Sisters Salon en la Calle 57, probablemente se deba a que el ascensor del antiguo edificio victoriano está dañado. Ni siquiera me tomo la molestia de esperarlo —es demasiado impredecible.

En realidad, hay muchas cosas impredecibles en el salón y en la temeridad de Janea Padilha. (Su nombre se pronuncia como "Johnny", con una ligera cadencia francesa *juh*. Pero el carácter de Janea nada tiene de francés. Es 100% brasilero).

Durante la agitada época de Navidad o al comienzo del verano, la escalera de caracol está repleta. Amas de casa y universitarias, compiten por un espacio con modelos y actrices, roqueras y debutantes, mujeres que hacen compras y mujeres que nunca compran nada. Toda clase de personas llegan al Salón de las Hermanas J. De vez en cuando se cuela un hombre, mientras todas nos preguntamos, *¿Qué le irán a hacer hoy?* Historias de negocios, números de teléfono, retazos de información. Todas se cuentan unas a otras los detalles íntimos y no les parece raro hacerlo con personas totalmente desconocidas. Más que todo, nadie se siente, ni mucho menos, fuera de lugar.

Una vez llegamos al primer piso, nos encontramos a Maggie, quien nos da la bienvenida, se trata de una belleza dominicana alegre y elegante, que anuncia que hemos llegado y nos señala dónde está el área de la cera. Esto fue lo que me trajo en primer lugar a esta fábrica de belleza brasilera y me introdujo al mundo según Janea. Aunque Janea no puede convertirnos en brasileras, sí nos puede *enseñar* los pequeños trucos que ha ido aprendiendo desde que era una jovencita, trabajando con sus hermanas en los salones de belleza de Brasil. Y su forma de ver la vida es como una ojeada a lo que hace que las brasileras sean las creaturas más sensuales del mundo.

Llegar al salón es como remontarse en el tiempo. El lugar es anticuado, acogedor y con una burbujeante atmósfera exótica totalmente única para un salón cuya dirección corresponde al centro de Manhattan. Y, sin embargo, desde el pelo hasta el maquillaje, hasta la cera, todo lo que hacen Janea y sus hermanas está orientado al futuro inspirado en al último grito de la moda. ¡Ya les dije que todo aquí era impredecible!

Recuerdo cuando oí hablar por primera vez del procedimiento registrado de cera brasilera de Janea. Supe que quería ensayarlo, pero me preocupaba sentirme incómoda o avergonzada. Pero una vez que estamos en la sala de tratamiento de Janea, el mundo entero parece desvanecerse. Si creemos que estamos allí únicamente para que nos depilen, nos llevaremos una sorpresa —Janea comparte su sabiduría de la vida y sus claves para ponerla en práctica en cada visita a la mesa de la cera. Lo que podría parecer incómodo —una pierna estirada en el aire y la otra apoyada en el hombro de Janea— se convierte de inmediato en una situación relajada mientras Janea comienza a hacerte preguntas y, con la misma facilidad, te acostumbras a hablarle de tus penas y tribulaciones, mientras te encuentras en esta posición poco común.

Desde mi primera cita me di cuenta de que Janea sabía muchas cosas. Oí cómo le sugería a alguien que usara el borrador de un lápiz para eliminar las hemorroides. No sé exactamente cómo pero lo dijo con tanta autoridad que no dudo que funcione. Trucos para disimular las ojeras, un aceite especial para el pelo seco, dónde conseguir la mejor cirugía plástica en Brasil… esos son apenas unos pocos de los secretos que he oído a Janea compartir con sus clientas.

Sin embargo, en lo que Janea es realmente experta es en los problemas del corazón. ¿Tu hombre no te trata bien? *Vete, muñeca, y búscate otro que sepa lo maravillosa que eres. ¿No sabe lo especial que eres? Quédate en casa y tómate un tiempo para ti. Prepara una deliciosa comida, pon la mesa, sírvete un vaso del mejor vino y siéntate a disfrutar de cada bocado. ¿Peleas con tu hermana* y tu madre? Janea también sabe cómo resolver eso. Nunca le importa quién tiene o no la razón —no. Entiende que hay que saber superar las cosas para poder llevar una buena vida. Además, me dio la mejor receta para el pavo de Acción de Gracias, una que he venido usando desde hace más de diez años. Sólo pica ajo y cebollas rojas, agrega sal y pimienta, ponlo bajo la piel del pavo y luego báñalo con mantequilla y jugo de naranja. ¡Delicioso!

Janea es hermosa y amable y estar en su presencia nos hace sentir mejor acerca de lo que sea que nos preocupe. Sabe que es mejor estar sola que sentirse abandonada en una relación. Sabe que la vida es ahora, no cuando hagamos todo lo que creemos que nos hará felices. Se da cuenta de que todas somos especiales y que tenemos que celebrarlo cada minuto. Sabe cómo hacer que nuestro pelo se vea mejor, cómo actualizar el maquillaje de los ojos, cómo usar menos para lograr más.

En esos días en los que tal vez no te sientas bien contigo misma, Janea te dice que ¡hagas de cuenta que todo el mundo es ciego! La primera vez que me lo dijo, pensé que había oído mal. Cuando me lo repitió, pensé que bromeaba (¡o que estaba loca!). Pero no lo duden, tan pronto como salí de allí me di cuenta de que no todos se preocupaban por mí —cada cual tiene su propia vida y sus propios problemas— y supe que podía seguir caminando tranquilamente, silbando, y pasar inadvertida; hasta olvidé qué era lo que me hacía sentir mal en primer lugar. Janea conoce cientos de pequeños trucos como ese y cada uno de ellos es como un diamante pequeñito que encuentras cuando menos lo esperas.

Janea tiene un estilo y una gracia sorprendentes. Vestida siempre de blanco, de pies a cabeza, emana una absoluta confianza en sí misma y eso, más que cualquier otra cosa, es lo que la hace atractiva a los demás. Aunque su contextura es pequeñita, es una persona fuerte y sexy y todas quieren conocer siempre sus secretos. Para nuestra fortuna, ella no piensa que deba guardárselos. En absoluto, le fascina compartirlos con nosotras. ¡Qué afortunadas somos!

La sabiduría de Janea es sincera, clara y aplicable. No viene envuelta en papel fino ni es difícil de conseguir. Es simple y maravillosa y con mucha frecuencia puede cambiarnos la vida. Antes que nada, es algo que nos llega sin siquiera pedirlo. Nos encontramos ahí en un espacio íntimo y lo que se produce es una cascada de información —aunque sólo nos esforcemos por concentrarnos en neutralizar el dolor producido por la cera del bikini brasilero. Pero al salir de la habitación, salimos transformadas. A veces bajo por la Calle 57 hablando en voz baja conmigo misma. "¿Qué quiso decir con eso?", me pregunto. O, "¿por qué me dijo que hiciera eso?". Y luego dejo de pensarlo y permito que la idea se vaya asentando en mi mente. ¿Y sabes qué? Unos días después lo entiendo de repente, todos esos consejos, no solicitados, desvelan toda su lógica. Con frecuencia me maravillo de lo que ella es capaz de cambiar con tan sólo unas pocas palabras.

Lo que es muy raro es cómo, sin importar para qué hayas ido al salón ¡sales de allí con mucho más de lo que trajiste!

Ahora, por primera vez, puedes obtener el consejo y la lógica de Janea aunque no vivas en Nueva York. *Sexy a la brasilera* te da los consejos de Janea y te muestra cómo su asesoría puede cambiar tu vida. Es como llevarse a casa un poquito de Brasil, y una vez que has leído sus palabras de sabiduría, sentirás lo que siempre sienten todas las que han podido conocerla en persona. No obtendrás un bronceado, pero te sentirás como si hubieras pasado todo un día muy agradable en una hermosa playa brasilera, rodeada de amigos y familiares cariñosos.   ·

Introducción

Durante mi niñez, había en mi familia siete niñas y siete niños. Catorce hermanos, ¿puedes imaginarlo? Sin embargo, a pesar de su tamaño, mi familia era muy unida y eso venía de nuestros padres, que infundieron en nosotros un sentido de respeto mutuo y de verdadera flexibilidad en la vida.

Por ejemplo, a veces mi padre tenía dinero y a veces no. Siempre era una situación que subía y bajaba, subía y bajaba. En un momento fue uno de los hombres más ricos del pueblo donde vivíamos. Luego un día mi padre llegó a casa y se llevó a mi madre a otra habitación para hablar. Estuvieron allí los dos por largo, largo tiempo. Cuando salieron, mi madre no se veía molesta ni había cambiado en nada. Dijo:

—Niños, vengan aquí, tengo una noticia para contarles —nos acercamos para saber qué estaba ocurriendo. Nos sentamos en el suelo y levantamos los ojos hacia ella—. Tengo algo maravilloso que decirles —nos dijo.

Recuerdo haber mirado a todos mis hermanos y hermanas y todos estaban con los ojos fijos en ella, temblando de entusiasmo.

Nos dijo:

—¿Se acuerdan de la casa que queda en el centro del pueblo, esa pequeña con persianas rojas?

Todos asentimos con la cabeza, porque habíamos visto esa casa cientos de veces.

—Bien —continuó, como llevándonos por un maravillosos cuento de hadas—, ¡nos vamos a mudar a esa casa!

Todos los niños hicimos un ademán de asombro y todos nos miramos con ojos llenos de temor.

—¿Qué quieres decir, mamá? —gritamos todos—. ¿Por qué nos vamos de esta casa? Nos gusta aquí. No es justo. No es correcto. No cabremos todos en esa casita… No. No. No.

Mi madre se limitó a escuchar, mientras una pequeña sonrisa levantaba las comisuras de sus labios.

—Claro que cabemos en esa casa. Tiene tres habitaciones, una para las niñas, otra para los niños y una para papá y para mí.

—Pero, mamá, ¿dónde vamos a poner todas nuestras cosas? ¿Habrá suficientes armarios para nuestra ropa? ¿Podremos llevarnos todo? Mamá, mamá, mamá…

No podíamos dejar de bombardearla con preguntas, mientras todos nuestros temores salían a la superficie.

Ella estiró su mano y tomó la de mi padre. Le sonrió y los dos nos miraron a todos.

—¿Saben qué es lo mejor que tiene esa nueva casa? —unió las manos haciéndolas sonar—. ¡No hay estufa en la cocina!

Creo que todos gritamos. Eso no parecía una buena idea. Pero ella siguió hablando sin parar, sin que su expresión revelara nada.

—Así es ¡vamos a cocinar afuera! Sí, todas las comidas las prepararemos en una estufa de leña en el jardín. Qué aventura tan maravillosa será esa. La mayoría del tiempo no tendremos agua caliente, de manera que aprenderemos a bañarnos realmente rápido con agua más fría. Y ya no habrá más manicures, no más vestidos elegantes. Nos vamos a divertir muchísimo.

Todos quedamos aterrados pero sin decir nada, empacamos las cosas que más deseábamos llevar con nosotros y vendimos el resto. Nos mudamos a esa casa, las niñas en una habitación y los niños en otra, mamá y papá en la tercera. Una de mis hermanas y uno de mis hermanos ya estaban casados y sin embargo —seis hijos en un cuarto, seis hijas en el otro y eran habitaciones realmente pequeñas. Pero nadie dijo, "A mí no me gusta dormir con éste o con ésta". No, no, no, no. Mi madre dijo, "Nos vamos", y nos fuimos.

Por la noche mi padre iba a cada una de las habitaciones

antes de que nos durmiéramos para ver qué estaba pasando. Todo el mundo se encontraba en su cama y aprovechábamos ese tiempo para hablar con él y contarle lo que pensábamos, lo que habíamos hecho ese día. Nos escuchaba con tanta atención, como si fuéramos tan fascinantes que no quisiera irse de nuestro lado. Era perfecto. Hasta que nos dormíamos, nos quedábamos sentados y jugábamos.

Cuando cuento esto, todos piensan que estoy loca, pero fue muy bueno cuando papá quebró. Fue bueno para todos nosotros saber cuánto podíamos gastar cada semana, saber que no podíamos gastar un centavo más, todo salió perfecto. Además, de alguna forma contábamos con más tiempo. Creo que se debía a que nada nos hacía salir a cada momento de la casa cada día. Éramos tan fieles unos a otros como ladrones. Si alguien nos decía algo, a cualquiera de nosotros, acerca de no tener dinero, si se burlaban de nosotros o si decían algo acerca de mi padre y su dinero, santo cielo, todos los demás se le iban encima. Créeme, nadie se arriesgaba a disgustarnos.

Algunos dejamos de ir a la escuela para buscar trabajo y ayudar a la familia. Mi madre decía cosas como, "Ayer comimos carne de modo que hoy tomaremos sopa de frijoles. Sí, eso será delicioso". La mirábamos y nos podíamos dar cuenta de que no estaba triste ni disgustada ni temerosa. Y esa actitud nos invadió a todos.

Recuerdo una noche que mi padre llegó a casa, entró y empezó a botarnos besos a todos mientras nos encontrábamos ya sentados a la mesa, "Mua, mua, mua, mua, mua". A algunos nos guiñó el ojo y nos botó más besos. Luego llegó a donde estaba mamá cortando los vegetales cerca del lavaplatos, se agachó y la besó en el cuello y le susurró algo que la hizo reír. Yo estaba totalmente atenta, mordiéndome los nudillos porque veía entre ellos tanta ternura, tanto amor, una actitud tan despreocupada. Recuerdo muy bien ese momento porque me enseñó mucho acerca de ellos como personas y de lo que significaban el uno para el otro y de cuánto significábamos nosotros para ellos. Recuerdo sólo que en ese momento sentí un amor muy intenso hacia ellos.

Eventualmente, mi padre volvió a hacer fortuna y nos mudamos de esa casita a una casa más grande en el pueblo. Las cosas parecían haber vuelto a ser como antes. Pero no en el verdadero sentido de la palabra —porque desde el momento en que nos mudamos a esa casita, cada uno de nosotros, supo que podíamos hacer cualquier cosa, que podíamos ser felices sin importar cuánto dinero tuviéramos. Sabíamos que la vida nos podía traer grandes problemas, pero fuera lo que fuera, estaríamos bien. Nos dio a todos el mayor sentido de autoestima. Todavía recordamos esa casa, esa época, como una de las mejores cosas que nos han pasado en la vida. La risa de mi madre resonaba por esa casa todos los días.

Cuando me preguntan por qué me convertí en una persona tan segura y confiada en mí misma, pienso de nuevo en esa casita en Brasil. Todo lo que soy se forjó durante esos años. Antes de que nos mudáramos allí, creía que sólo me sentiría bien si tenía ciertas cosas —la ropa adecuada, la habitación del tamaño correcto, lo necesario de esto, lo necesario de aquello. Pero cuando nos mudamos y tuve que renunciar a muchas cosas, empecé a confiar cada vez más en mí misma. Y mientras más aprendía por mí misma, más podía enfrentar y soportar todas las expectativas. Aprender eso cambió mi vida porque, cuando uno se da cuenta de que puede hacer *cualquier cosa,* todo se torna más fácil.

Ahora, trabajo en un salón, donde todas están siempre sentadas hablando de sus vidas, tal vez quejándose de esto o de aquello. Ya saben cómo es —las mujeres sienten que realmente pueden descansar mientras las peinan o les hacen las uñas. Hablan con su estilista como hablarían con un terapeuta. Cuando comencé a trabajar en un salón, escuchaba y me sorprendía de ver que gran parte de lo que decían las clientas tenía que ver con la ausencia de autoestima, con no sentirse bien con como eran. De modo que, hace años, comencé a contarles a mis clientas algunos de mis propios secretos. Algunos los aprendí de mi madre, otros de mis hermanas o mis amigas y algunos simplemente lo sabía por ser brasilera. Así que comencé a escuchar a las clientas y luego les decía algo que pensaba que tal vez podría ayudarles.

Y mis clientas empezaron a sentirse mejor con respecto a ellas mismas, comenzaron a caminar más erguidas, a tener un mejor concepto de sí mismas, dejaron de tener miedo. Comenzaron a decir a sus amigas que deberían venir a que yo les hiciera la cera y a hacerme sus confidencias. Y así fue como sucedió por eso terminé siendo en parte depiladora, ¡en parte terapeuta! Siento como si fuera mi obligación enseñar a las mujeres que todo lo que puedan desear o necesitar lo tienen ya en su interior, tal como mis padres lo demostraron en mi familia. Todo lo que tenemos que hacer es buscar en nuestro interior y encontrarlo. En este libro, aprenderás cómo hacerlo.

Sexy a la brasilera

uno

Cómo encontrar la brasilera que hay en ti

Cómo tener la confianza suficiente para conquistar el mundo entero

Desde cuando eran niñas, les he dicho a mi hija y a mi nieta que son perfectas tal como son. Les he dicho que no tienen que cambiar para nadie —ni para mí ni para sus amigos, ni para un novio. Jamás. Las animo a que encuentren su propio estilo y lo mantengan, a que disfruten de ser ellas mismas, con todas sus propias imperfecciones.

Algunas se miran al espejo y no ven más que sus fallas. Mis niñas se miran al mismo espejo y ven todas las cosas buenas que tienen, lo que pueden ofrecerle al mundo. Si oyen una voz que dice que son menos que perfectas, una voz que las haga sentir mal acerca de ellas mismas, les digo que se tapen los oídos y hagan ruidos fuertes para ahogarla. No tiene que obsesionarse con nada que las haga sentir mal.

A cualquiera que quiera escucharme le digo que debe concentrarse en lo bueno. ¿No te gusta tu pelo como está hoy? Entonces, haz que tus ojos se vean preciosos. No gastes tiempo pensando mal de ti. Somos perfectas tal como somos. Cuando lo sepas, podrás empezar a ser realmente la persona que estás destinada a ser.

Para sentirte bien contigo misma

Cuando me preguntan por qué tengo un concepto tan bueno de mí misma, siempre hablo de mi madre. Vengo de una familia de catorce hermanos, por lo que mi mamá tuvo catorce embarazos. Catorce ¿te lo puedes imaginar? Es fácil adivinar lo que esto exige del cuerpo de cualquiera.

Ahora bien, mi padre era un hombre muy apuesto, con rasgos clásicos, el tipo de hombre que siempre buscan las mujeres, con el que siempre están coqueteando. Era encantador y a todo el mundo le gustaba estar con él. Sin embargo, si mi madre alguna vez se sintió insegura, nosotros nunca lo notamos. Si alguna vez pensó que su cuerpo la había traicionado, nunca lo hizo saber. No se menospreciaba, y no decía, "Ay, miren que mal me veo, que gorda estoy". No, nada así. Sólo lo contrario. Siempre parecía estar en control, muy tranquila con ella misma. Nunca lloraba por naderías, nunca se sentía menos que nadie.

Trataba a mi padre con un nivel de bondad y respeto que es muy escaso, y también todos sus hijos lo adorábamos. Nunca esperó que mi padre la hiciera feliz —sino que se forjó su propia felicidad. Tuvo una vida plena con nosotros, sus hijos, y jamás estaba demasiado ocupada para dejar de prestar atención a cualquiera. Tenía un excelente estilo y sabía cómo verse bien aún cuando estaba limpiando la casa. Tenía amigas que la admiraban y era muy apreciada en nuestro pueblo. Jamás le preguntó a mi padre, "¿Me amas?", jamás le preguntó si pensaba que era hermosa o si había mirado a esta o aquella mujer, si había pensado que esas mujeres eran más hermosas que ella. No, nunca se menospreció y por lo tanto nadie la menospreció tampoco. Su amor propio era sólido y todos los que la conocían la respetaban. Podíamos darnos cuenta de que mi padre la amaba y que ella lo amaba también.

Eso me hacía sentir muy feliz y segura de mí misma. Supe que no se trataba tanto de la apariencia sino más bien de quién eres y cómo vives tu vida. Vi la felicidad de mis padres en su matrimonio y la alegría con la que nos recibieron a todos y eso aumentó mi esperanza y mi felicidad.

Cómo forjarse buenos momentos

Un día tuve una clienta que me dijo que se sentía muy mal consigo misma. Comenzamos a hablar y me contó que había salido a comer con su esposo y otras tres parejas y que pensaba que las otras mujeres la estaban menospreciando porque no tenía un cuerpo tan bonito como el de ellas o porque tal vez su ropa no era tan elegante. No estaba segura de cuál era la razón, pero estas mujeres la habían hecho sentir fuera de lugar. Durante nuestra charla, comenzó a llorar y me sentí muy mal por ella, porque es una persona maravillosa y hubiera querido poder ir a gritarles a esas mujeres por haberla hecho sentir tan mal.

Entonces le conté acerca de una fiesta a la que asistí en Brasil.

Era una fiesta enorme y todo el mundo quería estar invitado. Fue el tema de todo el pueblo durante meses. En efecto, las personas te detenían en la calle y te preguntaban si ya habías recibido una invitación. No dejaban de hablar acerca de quienes serían invitados y quienes no. Cuando por último recibí mi invitación, todos me pedían que los llevara conmigo. ¡Nunca tuve tantos candidatos para una cita en toda mi vida! Fue muy gracioso.

Pero al final, decidí que quería ir sola. No quería preocuparme de si la persona que llevara conmigo se estuviera divirtiendo como yo, si querría irse cuando yo deseaba quedarme, si se sentiría mal si yo quería coquetear con un hombre o conversar por un rato con algunas amigas. No, ésta era una gran noche, y sólo quería disfrutarla.

Muchos de los invitados eran conocidos e irían otros más, de los que aún no tenía noticia. Me encantan ese tipo de fiestas, donde se mezclan los viejos y los nuevos amigos, donde los jóvenes y los mayores bailan, donde los famosos y los desconocidos se sientan unos junto a otros, para hablar de las noticias del día o de la maravillosa mujer que está al otro lado del salón. Era el tipo de fiesta en la que uno conoce a alguien que se convertirá en mejor amiga y a alguien más al que querría besar ¡y tal vez lo haga!

De modo que, para esta ocasión quería verme realmente bien, quería que me vieran. Me sentía muy bien conmigo misma y ¿por qué no alardear? No quiero decir que mi intención fuera que las demás sintieran celos de mí —no, en absoluto. Lo que quería era que quienes no me conocían pensaran *¿quién es esa mujer tan llena de vida?* Y quería que mis amigos dijeran, "Te ves mejor que nunca. ¿Qué has estado haciendo? Dime, dime". Sabes cómo a veces te sientes que estás en el punto más alto de la tierra y yo quería que éste fuera un momento así para mí.

Pero ¿Qué me pondría?

No tenía dinero suficiente para comprar un vestido nuevo por lo que fui a mi armario para ver qué había. Sabía y tenía en mi mente la imagen que quería proyectar —divertida, coqueta, pero no demasiado sensual. Puedes ser muy provocativa sin que se vean ciertas partes de tu cuerpo. De hecho, a veces, mientras menos muestres, más atractiva serás.

Quería que tanto las mujeres como los hombres quisieran tenerme cerca. No me gusta cuando las mujeres sólo quieren seducir a los hombres y se olvidan de la mitad de las personas que están en el salón. No, no, no —yo no soy así en lo más mínimo. Jamás querría ser una de esas mujeres que sólo tienen amigos, o que dicen no entender a las mujeres. Tal vez sea porque tengo catorce hermanos y siempre estuve rodeada de niños y niñas, siempre tenía alguien con quien hablar. Además, en mi casa, cada una de mis hermanas era en realidad muy buena amiga mía y sin lugar a dudas tenía una fuerte personalidad. Por lo que siempre he admirado a las mujeres y he querido ser un ejemplo para las demás. Así son las cosas en mi familia.

Un poco de aquí, un poco de allá

Saqué del armario un poco de esto y un poco de aquello, una falda negra muy estrecha, que me gustaba, una blusa roja sexy, una pañoleta de velo, unos grandes aretes de oro. Sabía que este conjunto destacaría mis atractivos de forma muy conveniente. Sabía cómo me peinaría y qué color de labial usaría, pero no estaba segura de qué hacer con los zapatos. Me dediqué toda una semana a mirar los pies de otras mujeres para saber qué se usaba.

Entonces, al pasar por frente a un almacén vi unos zapatos Prada rojos y blancos, que se verían sorprendentes con mi atuendo. Los miré por largo tiempo y durante las siguientes semanas tuve la imagen de esos zapatos en mi mente. No la podía sacar de allí, no podría imaginar ninguna otra alternativa que se viera tan bien. ¡Habrían sido perfectos para completar el atuendo ¡y también fueron perfectos para la cabeza! Me soñaba con esos zapatos consciente de lo bien que se verían con lo que me iba a poner. Pero no los podía comprar. Entonces, ¿qué podía hacer?

Volví a revisar mi armario y encontré unos viejos zapatos blancos de tacón. Puedes estar segura de que no eran Prada, pero fui al almacén y compré betún rojo. Volví a casa y pinté los zapatos —no como los Prada… ¿Por qué habría de tratar de imitar algo que ya es tan bueno de por sí? No, los pinté en un nuevo estilo, algo que simplemente se adaptaba al modelo de los zapatos.

La noche de la fiesta estaba muy entusiasmada. Quería que todo fuera perfecto. Recuerdo que los zapatos fue lo último que me puse y pensé que había logrado algo muy, muy bueno. Se los mostré a mis hermanas y me sentí muy orgullosa. Todos me sonreían y me decían lo bien que me veía. Yo daba vueltas y caminaba hasta la puerta, pavoneándome muy moderadamente.

Jamás pensé, "¿Qué estás haciendo?, tal vez todos puedan darse cuenta de que pintaste tus zapatos con betún. Vas a parecer una tonta…".

Jamás. ¿Me sentí mal por saber que estaba usando zapatos viejos con una nueva capa de pintura? No, me sentí genial. Me sentí que era más y no menos que las demás.

Cuando llegué a la fiesta todos besaban a todas y me di cuenta que tal vez nadie se fijaría siquiera en mis zapatos, porque había mucha aglomeración. Más tarde, me encontraba de pie con algunos amigos, hablando, cuando alguien miró hacia abajo y dijo, "Ay, esos zapatos están fabulosos, ¿dónde los conseguiste?".

Sin vacilar ni un instante ¡conté la historia del betún! Todos rieron encantados. Todas me dijeron que me traerían sus zapatos viejos porque el trabajo que había hecho era sorprendente. Me sentí muy orgullosa. Lo logré.

Durante la fiesta no me dediqué a mirar alrededor para saber quién se veía mejor que yo. No me sentía mal de haber tenido que pintar mis zapatos. No me autocompadecía por no tener una falda y una blusa nuevas. No; me sentía bien en todos los aspectos.

A veces cuando cuento esta historia, hay mujeres que miran hacia otro lado. Se avergüenzan por mí, como si no supiera lo que estaba haciendo, y no pensara que tal vez otras mujeres podían reírse a mi espalda. Y les digo, "¿A quién le importa?". No he venido a esta tierra a que otras personas estén felices por mí. Lo único que puedo hacer es ser yo misma. Y si soy auténtica conmigo misma, habré hecho mi trabajo.

Respétate

Nadie te puede hacer sentir mal contigo misma —eres la única que puede hacerlo. Ese es el poder que tienes, sentirte bien o mal acerca de ti misma. Una vez que lo sepas, puedes dejar de oír algunas de esas voces que tienes en la cabeza, las que te dicen que no eres lo suficientemente buena. Cuando esas voces intentan entrar en mi cabeza, simplemente las rechazo. No les presto atención. ¿A quién le importan?

Podemos elegir sentirnos bien o mal. Es algo que realmente depende de nosotras. Si no te sientes bien con lo que hay dentro de ti, entonces haz algo para llenar ese vacío. Algunas mujeres van de compras en un intento por llenar cada vez más y más esa brecha. Necesitan Prada, necesitan Chanel, necesitan, necesitan, necesitan. Creen que esas cosas las hará felices, creen que las harán sentir mejor y que calmarán ese dolor que sienten en su interior. Pero no es así. Oh sí, claro está, ¿a quién no le gustaría tener un vestido nuevo o un magnífico par de zapatos? Pero si pensamos que esas cosas realmente van a cambiarnos de alguna forma, nos equivocamos. Somos las únicas que podemos lograr ese cambio.

Tengo clientas que me cuentan que no dejan de comprar. Compran y compran, pero algo que nunca pueden comprar es la autoestima. Esa tienen que venir de ellas mismas —tienen que imaginarla ellas mismas. Les digo que, en primer lugar, hay que lograrlo en la mente. Saca de tu mente todo lo superfluo y todo pensamiento malo o negativo que te impida lograrlo.

Para hacerlo, primero tienes que relajarte. Respirar profundo. Tomarte un minuto para ser tú misma y soñar mentalmente en aquello que te haría feliz. Imagínate que puedes verte así, caminar de esta forma, ser tú misma en muchos sentidos. No copies la apariencia de nadie, ni la forma como quieren que te sientas.

Además, debes abandonar la autocompasión. *Ay, pobre de mí, no tengo esto, quisiera ser así, ojalá tuviera más de esto, menos de eso.* Deja de hacerlo. Esas ideas sólo te confunden. Sácalas de tu mente y no las vuelvas a admitir.

Cuando una clienta me dice que no le gusta cómo se ve ese día, le digo, "Está bien, está bien. No te mires al espejo. Ni una vez en todo el día, ni siquiera mires tu reflejo en la vitrina de un almacén. No, mantente alejada de los espejos y para mediodía te habrás olvidado un poco de lo que te hace sentir tan mal acerca de ti misma. Para la hora de la cena, te estarás sintiendo un poco mejor contigo misma. Para el momento de irte a la cama habrás olvidado que no te puedes mirar al espejo y cuando vayas a cepillarte los dientes te verás muy bien, tal como deseas verte. Al día siguiente, el espejo habrá dejado de ser tu enemigo".

La hermandad es poderosa

No soy una persona competitiva. Eso no significa que no quiera hacer las cosas realmente bien, tener éxito y todo lo demás. Porque sí lo quiero. Y mucho. Pero lo haré por mí misma. No me comparo con nadie. Nadie. Cuando conozco a una mujer, no me comparo con ella para sentirme alta sólo si me paro sobre su espalda. No soy así, en absoluto. Sólo hay una persona en relación con la cual quisiera ser mejor y esa persona soy yo misma. Quiero hacer las cosas mejor cada día, cada año. Quiero aprender de mis errores y no castigarme por ellos. Es algo entre mi persona y yo. No tengo por qué compararme con nadie.

Conozco mujeres que no pueden gozar de ser como son porque están demasiado ocupadas comparándose con otras mujeres —y sienten que no salen ganando en comparación. Les digo que las demás mujeres no son sus enemigas. Que por favor dejen de pensar así. Sólo se sentirán más infelices.

Todo el día oigo lo que dicen las mujeres. Y sé que, en la mayoría de los casos, cuando una mujer entra al salón y ve a otra mujer, comienza a procesar cosas en su mente como *¡Uy, qué bonita!* Y en lugar de simplemente disfrutar de la belleza de la otra mujer, en vez de mirarla a los ojos y sonreírle, está agregando mentalmente, *pero yo soy más inteligente.* E inmediatamente se siente un poco mejor. O tal vez piensa, *Ay, es más inteligente pero yo soy más rica. Hmm es más rica pero tengo mejores caderas.* Nadie realmente se atreve a decir que piensa así, pero las mujeres siempre están pensando que son mejores que otra si pueden encontrar alguna falla en esa otra persona. Y puedo asegurarles desde ya que sentirse mejor a costa de hacer que otra persona sea peor es un camino seguro a sentirse peor acerca de uno mismo. El tiro saldrá por la culata y las hará sentir terrible.

He encontrado mujeres que se menosprecian a sí mismas y menosprecian a otras mujeres y lo encuentro muy confuso, porque todas somos mujeres, todas tenemos los mismos problemas, las mismas fallas, y todas intentamos que nos traten con justicia. Ya es bastante difícil lograr ser tratadas de forma justa por los hombres ¿Por qué esforzarnos por menospreciarnos? Cuando dejes de pensar en las demás mujeres como enemigas, toda tu vida cambiará. Es mucho lo que las mujeres te pueden enseñar, te pueden decir cosas que ni siquiera sabías.

compararse con una celebridad

Tengo clientas que me dicen, "¿Crees que me parezco a...?". Y mencionan el nombre de una actriz o de una persona famosa. Desean con toda el alma que les digan que se ven como esta cantante o como esa actriz. O quieren peinarse como alguien que vieron en televisión, alguien que tiene una estilista que trabaja para ella durante horas y horas. Alguien que tiene una maquillista que da vueltas a su alrededor todo el tiempo. Lo que no quieren es verse como son. Entonces les digo, "No, no te pareces a tal o cual. Te pareces a ti, ¿y qué podría tener eso de malo?". Es mucho lo que se habla de a quién nos podemos parecer; ¿Podría tener esa nariz? ¿Podría peinarme como ella? ¿Puedo cambiar mi cuerpo para parecerme más a esa otra? Hay que dejar de intentar verse como cualquiera que no sea uno mismo. Y ser feliz así.

Una vez llegó una clienta y supe que estaba totalmente alterada.

—¿Qué ocurre? —pregunté. Me dijo que su mejor amiga acababa de obtener un enorme asenso en la empresa donde trabajaba—. Oh —le dije—, debes estar muy feliz y orgullosa de ella.

Demoró un buen rato en responder.

Por último me dijo que no, que no se alegraba por su amiga. Quería hacerlo, pero se sentía demasiado celosa y molesta de que a su amiga le estuviera yendo mejor que a ella.

—Pero no te puedes medir comparándote con nadie —le dije.

Me di cuenta de que no me creía. Le conté la siguiente historia. Una mujer durante una cena, ve a otra mujer al extremo opuesto del salón. La mujer es muy hermosa, con un pelo precioso y una piel fabulosa. Está rodeada de mucha gente, todos atentos a cada una de sus palabras. La primera mujer empieza a sentirse rabiosa y piensa, *¿qué tiene esa mujer que yo no tenga? ¿Por qué es ella tan popular y yo no?* En lugar de acercarse a ver cuál es la razón por la que todos se ven tan atraídos hacia ella, se queda totalmente sola y lo pasa muy mal. Cuando alguien trata de hablarle, ella no responde. Cuando un hombre le pide que baile, lo ignora. Por último, algunas de las personas que están alrededor de la otra mujer se retiran y ella se da cuenta de que esa otra mujer ¡está en una silla de ruedas!

Siempre hay personas a las que les va mejor que a nosotras

y algunas a quienes les va peor. Así es la vida. Y esas cosas cambian —un día estamos arriba, al día siguiente estamos abajo. Tenemos un buen trabajo y tu amiga no— un año después, estás sin trabajo y tu amiga es la directora de su propia compañía. Es algo que siempre ocurre, es como una balanza. Pero si la felicidad de otras nos hace sentir mal, jamás conseguiremos la nuestra. No es como si la felicidad fuera una torta de la que si alguien come una porción grande nos deja sin nada. No, la felicidad no deja de expandirse. Tenemos que animar a nuestros amigos y a las demás mujeres a alcanzar el éxito, aunque eso signifique que les va a ir mejor que a nosotras. De igual forma, no podemos dejarnos obsesionar por el deseo de que nuestros enemigos fracasen. De hecho, debemos olvidarnos de las personas que no nos gustan y no preocuparnos de cómo les vaya. Y recuerda que no te hace sentir mejor el que a otros les vaya peor.

Líbrate de algunas cargas

Me parece que las mujeres siempre se están matando por algo. ¿Habrá alguna mujer que no diga, "Mi vida comenzará a mejorar *tan pronto como…*"? y luego habrá una docena de cosas para terminar esa frase. *Tan pronto como* pierda diez libras. *Tan pronto como* gane algo de dinero. *Tan pronto como* encuentre al hombre correcto. *Tan pronto como* termine de remodelar la cocina. *Tan pronto como* empiece a hacer ejercicio cada día. No se dan respiro, no encuentran una salida que les permita sentir que todo está bien tal como está actualmente. Si a su hijo no le va bien en el primer año de colegio, ya hablan de cómo no podrá entrar a una buena universidad. Si se quedan dormidas, sienten que su día entero se ha arruinado. Son tan estrictas que a veces parece que van a reventar.

Tuve una clienta que llegó un día con unos pantalones muy sueltos y una enorme camisa. Me di cuenta de que se sentía muy mal por algo. Comenzamos a hablar y por último me dijo que no podía soportarse porque había aumentado mucho de peso después de dejar el cigarrillo. Me dijo que no quería comprar ropa nueva de una talla tan grande porque entonces se estaría resignando a ser gorda, estaría aceptando que tal vez nunca perdería peso y siempre sería así de obesa. Escasamente me podía mirar a los ojos, y lloraba mucho.

Le dije que tenía que caminar erguida, sin ocultar su rostro y aceptar ese logro tan grande que había podido alcanzar. Dejar el cigarrillo es una gran proeza. Hay quienes intentan hacerlo por años y años y ella ya lo había logrado. Por lo tanto, tenía que sentirse orgullosa, no avergonzada. ¿El exceso de peso? Ese desaparecerá.

Le hice prometer que saldría y compraría unos pantalones que realmente le quedaran bien, unas blusas no tan grandes en las que no cupieran dos personas además de ella. Porque la ropa demasiado suelta no nos hace ver más delgadas a pesar de que muchas piensen lo contrario. No le estaba diciendo que comprara ropa ceñida, sino que debía usar algo que realmente le quedara bien, que la favoreciera. Comprar ropa de la talla adecuada sólo la hará sentir mejor, no peor.

Cuando volvió al salón un mes más tarde, parecía que había perdido la mitad del peso. Cuando le pregunté qué había hecho, admitió que no había perdido ni una libra. Pero debido a que se veía mucho mejor con la ropa que llevaba, parecía que se hubiera adelgazado. Su porte había mejorado, no tenía esas enormes ojeras. Se veía como si se hubiera liberado de todo el peso del mundo. Al fin había podido verse como la mujer dinámica y maravillosa que es realmente. Dejó de pedir perdón por ser obesa y se dio cuenta de que cuando los demás la miraban les gustaba lo que veían. Nadie la estaba juzgando de la forma en que ella se estaba juzgando a sí misma.

Ve las cosas con tu corazón, no con tus ojos

Mi madre nos decía todos los días lo maravillosos que éramos, lo inteligentes y lo bonitos. Nos enseñó a ser amables con quienes tenían menos que nosotros y a respetar a todos por lo que son, no por lo que tienen. Ese sentimiento siempre me ha acompañado.

Me enseñó a no centrarme en mis problemas sino a ver lo bueno de cada situación. Sí, tengo los mismos problemas que cualquier otra persona pero ni siquiera les doy la hora. Les cierro los ojos porque de otra forma sería infeliz. Sólo veo lo bueno —que soy una buena hermana, madre, abuela, amiga. Hago lo correcto la mayoría del tiempo y a todos les gusta estar conmigo. ¿Qué más puedo pedir? Eso es lo que pienso que es la confianza brasilera.

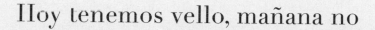

dos

Hoy tenemos vello, mañana no

Cómo menos es realmente mucho más

Me conocen ante todo como la mujer que inventó la cera brasilera. De eso estoy muy orgullosa porque creo que la cera brasilera da más confianza a las mujeres y las hace más sexys, más limpias y más seguras de sí mismas. De manera que si han de conocerme por algo ¡me alegra saber que es por esto!

La chica de Ipanema

Está bien, les voy a contar cómo inventé lo que ahora se conoce como "cera brasilera". Hace años, estaba en la playa en Brasil con mi esposo y algunos amigos. Estábamos sentados en círculo sobre la arena. Comiendo y conversando, riendo y bebiendo, simplemente en un día de descanso. Recuerdo todos los detalles de ese día porque fue un día muy importante en mi vida. Es casi como eso que uno dice a veces, hay un *antes* y un *después* de cierto evento. De modo que ésta es la parte del *antes*: Estábamos pasando una tarde muy agradable, todo era perfecto y entonces vi esta mujer que venía hacia nosotros. Era absolutamente despampanante —con un pelo fabuloso, un cuerpo hermoso, todo en ella era perfecto.

Seguí hablando con mis amigos pero no podía quitarle los ojos de encima porque era verdaderamente llamativa, el tipo de mujer que destila confianza y hace que tanto los hombres como las mujeres quieran pertenecer a su círculo. Me gustan las mujeres así porque hacen que otras mujeres se sientan satisfechas de sí mismas. Al menos eso creo.

Tenía una sonrisa preciosa y sonreía a quienes se encontraban en la mesa vecina a la nuestra. Se acercó a ellos y los besó a todos y luego se sentó en una banca con ellos. Abrió su salida de playa con tanta naturalidad que simplemente se le deslizó al piso. Había algo especial en ella, lo cómoda que parecía sentirse con su cuerpo, que me dejó impactada. Siempre es maravilloso ver a una mujer que parece tener dominio de sí misma, que no está arreglándose la ropa ni pareciendo como si quisiera que la tierra la tragara. No, esta mujer se veía muy feliz con sí misma. Luego se inclinó hacia adelante y apoyó los codos sobre la mesa. Hablaba con sus amigos, gesticulaba y reía. Se veía totalmente cómoda con su cuerpo, como nos sentimos cuando no estamos conscientes de nosotros mismos, cuando pensamos que nadie nos está mirando.

Tenía un pequeñísimo bikini tanga. Recuerdo su naturalidad, su confianza en sí misma y la belleza de su cuerpo. Todavía veo la tela de esa tanga, de algodón azul, del color del agua, con pequeñísimos puntitos rojos. Me quedó impresa en la mente porque en ese justo momento, cuando se agachó hacia adelante, sus glúteos se relajaron y la vi —¡esa línea de vello que subía a lado y lado de la tanga! Muchísimo vello. Más vello del que yo pensaba que podía haber en cualquier parte del cuerpo. Para mí, fue una enorme sorpresa porque no tenía la menor idea de que las mujeres tuvieran un vello así.

Fue uno de esos momentos en los que todo se queda inmóvil y silencioso. Yo tenía veintiséis años y había trabajado en el negocio de la belleza desde los doce. Mis hermanas y yo habíamos visto mujeres en todo tipo de vestidos y también desnudas y sin embargo nunca habíamos visto nada como esta línea de vello. Jamás. Tampoco nadie me lo había dicho. Pensé que tal vez podría ser sólo esa mujer, pero luego empecé a preguntarme si sería posible que yo tuviera el mismo vello que ella. Y si me vería igual en vestido de baño. ¿Tenían otras mujeres esa cantidad de vello? Quería confirmarlo, pero de una cosa estaba segura, de que no encontraría nada semejante porque, ¿quién si no yo habría de saberlo? Es decir, de verdad, ¿cómo podría yo tener esa cantidad de vello y no saberlo?

Cuando llegamos a casa, fui al baño, cerré la puerta con llave, me desnudé y me acuclillé sobre un espejo. Evidentemente, tenía la misma línea de vello tal como el de la hermosa mujer de la playa.

Claro está que las mujeres no se enteran de que tienen este vello, porque está en un lugar de nuestros cuerpos que jamás vemos. Y comencé a imaginarme cuánto mejor se vería y cuánto más *cómodo* sería eliminarlo.

Pensé en afeitarlo, pero luego recordé el prurito que se siente cuando el vello vuelve a salir. Pensé también en cortarlo, pero el problema era el mismo —sería muy incómodo. Me quedé despierta casi toda la noche, pensando y pensando. Tanto mis hermanas como yo trabajábamos en el salón de belleza de mi tía. De modo que al día siguiente fui a trabajar y cerré la puerta de una de las salas de tratamiento, puse un espejo en el piso y comencé a aplicar cera caliente en el área y a tirar de ella con bandas de muselina, una pequeña porción pequeñísima a la vez. Te puedo decir que ¡me tomó más de tres horas terminar el trabajo! Era difícil saber en qué sentido tirar de la muselina porque en el espejo todo se ve al contrario. Y era difícil para mí sostener la piel muy templada como lo hago ahora en la sala de cera para que no duela. Esta fue la cosa más loca del mundo, pero estaba decidida a hacer algo que cambiara esta velluda situación.

Mis hermanas se morían por saber qué estaba haciendo. Me lo preguntaban una y otra vez desde el otro lado de la puerta, "¿Qué haces?". Yo mantenía mis dientes apretados y les respondía, "Saldré en unos minutos". No podían imaginar qué estaría haciendo yo sola durante tanto tiempo —pero no les dije. Aún no. Tenía que confirmar cómo se vería todo cuando terminara.

Aunque, para ese entonces había visto durante años la cera depilatoria, nunca había aplicado una. Había una muchacha en el salón que aplicaba todas las ceras. Hacía la línea del bikini, proceso en el que se eliminan los vellos que pueden asomarse por encima del vestido de baño y hacer que el área púbica se vea más limpia. Pero esto era distinto, esto era eliminar la totalidad del vello que uno *nunca ve*. Entonces ¡qué forma de hacer mi primera aplicación de cera! ¿verdad? ¡Una prueba de fuego! Pero tan pronto como terminé, no podía creer lo bien que me sentía. Era sorprendente. Era una sensación exquisita, suave y libre de cualquier roce. Además, se veía muy bien y muy limpio. Podía ver toda mi vagina y supe de inmediato que sería muy fácil cuidarme. Sería mucho más higiénico. Era como si estuviera consciente de mi vagina en una forma que jamás había experimentado. Me hizo sentir tan poderosa. Sí, estaba muy satisfecha de lo que había hecho.

Salí de esa sala y fui a hablar con la chica que aplicaba la cera. Cuando le conté lo que había hecho, gritó. Pensó que me había vuelto loca. Nunca había puesto cera entre los glúteos, en esa forma, y no podía creer que yo la hubiera puesto hasta tan arriba. Estaba tan sorprendida que no sabía si reírse o llorar. Quise mostrarle cómo se veía, pero a ella no le interesó.

Durante los siguientes seis meses intenté una y otra vez convencerla de permitirme que se lo hiciera, o inclusive de que ella me lo hiciera a mí. Pero no lo aceptaba. También se lo pedí repetidamente a mis hermanas pero dijeron que esperarían a ver cómo salía de nuevo, cómo se vería cuando tuviera un par de semanas. Me lo volví a hacer cuando volvió a salir y esta vez la muchacha que aplicaba la cera me permitió mostrárselo. Y así fue —en ese momento se dio cuenta de lo bien que se veía y aceptó permitirme que le hiciera la cera brasilera. Estaba muy nerviosa pero lo hice realmente rápido y bien y cuando terminé, quedó absolutamente fascinada, le encantó la sensación. Claro que fue mucho más fácil hacérselo a otra persona, yo quedé encantada de que en el futuro me lo pudiera hacer ella a mí y de que no tendría que acuclillarme sobre el espejo con mis minúsculas tiras de muselina.

Experimenté un enorme triunfo, aunque no estaba segura de qué sucedería, si alguna vez encontraría otra mujer que quisiera unirse a nosotras.

Pero no tenía por qué preocuparme —la niña que aplicaba la cera comenzó a convencer a sus clientas de que lo ensayaran. Y cada una de ellas quedó encantada con los resultados. La sensación es muy cómoda. Luego comencé a animar a las clientas que llegaban para que les cortara el pelo o les hiciera faciales de que también se hicieran la cera brasilera. Algunas de ellas no se decidían, pero una por una fueron aceptando. Ninguna se quejó jamás; de hecho, todas las mujeres a quienes se lo hicimos empezaron a comunicárselo a otras. Se sentían todas tan limpias y además tan sexy. Entonces nos dimos cuenta de que ya nadie quería la cera del bikini ¡todas querían la cera brasilera! Fue como un club no tan secreto y todas las que estaban en él estaban fascinadas y querían contar que lo habían hecho antes que cualquier otra.

¡Así comenzó a popularizarse la cera brasilera en Brasil!

[CONSEJO]

Nunca intentes aplicarte la cera en su hogar. Es un procedimiento que debe ser practicado por una profesional. Aunque yo la desarrollé ensayando en mí misma, contaba, al menos, con una trayectoria en el área de la belleza. Créeme —la cera caliente sobre la piel delicada sólo debe ser aplicada por alguien que sepa exactamente lo que está haciendo y que pueda ver exactamente dónde la está colocando.

La mudanza a Nueva York

Cuando mis hermanas y yo nos fuimos a vivir a la ciudad de Nueva York y abrimos el J Sisters Salon, entré en una especie de caída libre. En Brasil, había estado haciendo más de cincuenta cortes diarios. También maquillaba, aplicaba faciales, cortaba cejas con tijeras para que se vieran mucho más limpias, todo ese tipo de cosas. Pero no hablaba muy bien inglés. ¿Cómo cortarle el pelo a alguien sin poder hablarle? En Brasil, siempre explicaba lo que iba a hacer y, en Nueva York, no podía hacerlo por lo que pensé y pensé cuál sería el mejor trabajo para mí en el salón, un lugar en el que yo pudiera encajar. Quería probar mi capacidad, pero temía que no pudiera lograrlo. Y por último, decidí, ¿por qué no trabajar como la encargada de aplicar todas las ceras?

Así fue como llegué a ser la jefe de aplicadoras de cera. Les hacía a mis clientas la cera del bikini porque eso era lo que las mujeres conocían y eso era lo que pedían. Pero con cada clienta me tomaba algún tiempo para intentar convencerlas de que se hicieran la cera brasilera. Les explicaba la sensación de limpieza que se logra, lo fácil que es mantenerse así, y cuánto mejora el sexo. Pero todas seguían diciendo, "No gracias, no creo que sea para mí".

Y ahí seguía yo, ¡haciéndome yo misma la cera brasilera!

Pero no soy de las que se dan por vencidas, por lo que seguí insistiendo y me llevó un año convencer a una clienta de que se hiciera la cera brasilera. Cuando dijo que sí, di gritos de alegría. Escucha, sé que es lo suficientemente difícil abrir las piernas ante un hombre en la oscuridad. ¿Imaginas lo que será abrir las piernas ante una mujer a plena luz del día? La forma como se hace la cera brasilera es que se levanta una pierna y se apoya sobre mi hombro mientras la otra pierna se dobla, así tengo acceso total a toda el área genital privada. Sabía que las mujeres se sentirían incómodas —después de todo se nos enseña a mantener esas partes ocultas y a nunca mostrarlas. Las mujeres son muy vulnerables en esa posición por lo que tengo que ser muy consciente de respetarlas, porque la primera vez siempre parece que preferirán cerrar los ojos y hundirse en el piso. A quienes se hacen esto por primera vez siempre les digo lo valientes que son, porque es cierto. Es difícil ponerse en esa posición en mi sala de cera.

Cuando al fin mi clienta aceptó, yo quería estar segura de que estuviera cómoda. La aplicación de esta cera toma apenas unos minutos, sin embargo, cuando apoyé su pierna sobre mi hombro, ella no pudo mirarme. Pero le seguí hablando y eventualmente terminó riéndose conmigo y contándome una historia, entonces supe que se sentía muy tranquila.

Quedé feliz. Me sentía como si hubiera pasado algún tipo de examen, y algo realmente importante hubiera ocurrido. Tenía en mi cara una sonrisa bastante tonta.

No le cobré, porque era la primera. Era un viernes, a eso de las diez de la mañana. Salí corriendo a contarles a mis hermanas y se alegraron mucho por mí ¡porque ahora no les estaría insistiendo todo el tiempo para que se la hicieran! Unas horas después, mi clienta regresó al salón con cinco amigas. Habían salido a almorzar juntas y mientras estaban en el restaurante les contó lo que había hecho y todas querían ensayar. Hice la cera brasilera a esas cinco mujeres —quedaron satisfechas y yo quedé encantada. ¡Qué día aquel! Resultó ser que una de esas muchachas trabajaba para la revista *Elle*. Le encantó la cera brasilera e hizo que alguien escribiera un artículo de tres páginas sobre este método para la revista. Se abrieron las compuertas para el J Sisters Salon y todo el mundo comenzó a llamar a pedir una cita conmigo.

El hecho es el siguiente —admito que cuando me hice la cera brasilera yo misma, lo hice porque pensé que me vería mejor. Simplemente no quería verme como esa mujer en la playa. Lo que no sabía era que hay muchos tipos de resultados —y suceden cosas sorprendentes. En primer lugar, es algo mucho más higiénico, porque se puede lavar el área y dejarla realmente limpia. Ya no hay vellos que interfieran. Al limpiarse, nada se queda enredado en el vello. Es como si antes nunca hubieras quedado limpia. Además, cuando uno se hace la cera brasilera, no hay tanto flujo vaginal y eso también es mucho más limpio.

Hazlo por ti

Tenemos clientas que dejan de venir al salón durante meses. Pensamos que tal vez han muerto. Cuando vuelven les decimos, "¿Qué pasó? Desapareciste". Entonces nos dicen, "Lo que pasa es que no tenía novio y pensé que no necesitaba hacerme la cera brasilera. Acabo de conocer a alguien nuevo y antes de ir a la cama con él quiero hacerme la cera brasilera". Saben lo importante que es. Porque se siente mejor, tanto para la mujer como para el hombre.

Pero además tengo clientas que se dan cuenta de que no necesitan un hombre para hacerse la cera. La pueden hacer por ellas mismas. Por su propia salud vaginal, para sentirse bien. Se sienten más seguras de sí mismas. Es algo gracioso —nadie sabe que uno se la ha hecho y, sin embargo, es algo que nos hace sentir mucho más seguras. Quieren poder ver qué está ocurriendo, y estar en contacto con sus vaginas. Tengo una clienta que trajo a su abuela de sesenta años para que se hiciera la cera brasilera. La mujer jamás se había hecho la cera en ninguna parte y estaba muy nerviosa. Le hablé y la tranquilicé y luego que le hice la cera, le fascinó. "¿Cómo pude haber vivido sesenta años sin saber esto?", no dejaba de hacerse la misma pregunta. Ahora viene con frecuencia, sin su nieta, solo para que se la haga. Les ha contado a muchas de sus amigas y algunas de ellas ya son mis clientas.

qué bien se siente

Puedo decir esto: a la mayoría de las mujeres, nadie les enseña cómo cuidar sus vaginas. Tal vez se deba a que es un tema que las madres nunca tratan con sus hijas, de manera que las niñas no saben lo que deben hacer. Qué está bien, qué está mal ¿Usar o no usar jabón? ¿Cómo saberlo? Y luego estas mujeres tienen hijas y tampoco les hablan de sus vaginas.

Yo fui afortunada porque mi madre solía mirarnos después de que salíamos de la ducha. Nos preguntaba si nos habíamos lavado bien las vaginas y si le decíamos que no, nos mandaba de nuevo a la ducha para que lo hiciéramos. Era algo que no avergonzaba a nadie, simplemente era una parte más del cuerpo. Es muy importante mantener limpia la vagina. Hablo de los pliegues de la piel al exterior. Mi madre nos decía que no debíamos usar demasiado jabón, pero que teníamos que estar seguras de enjuagarnos realmente bien con abundante agua. Y que lo debíamos hacer cada vez que nos ducháramos. Nos explicó que la vagina se autolubrica y que bastaba el agua para mantenerla limpia. A veces se lo digo a mis clientas, que ya están en sus cuarenta, y es la primera vez que lo escuchan. Además, les encanta tener más información.

Cuando regresan, me dicen que tenía razón, que se están limpiando de una forma que nunca antes lo habían hecho, que ahora el sexo es mejor, que de muchas, muchas formas se sienten mejor.

La mejor parte

La cera brasilera es maravillosa por todas las razones ya mencionadas, pero ésta es la mejor parte —la cera brasilera hace que el sexo sea mucho mejor, porque no hay nada entre tú y tu hombre. Ya sea que sólo te acaricie o que estén teniendo relaciones, la sensación aumenta. Todo es mucho más sensible. Tu hombre podrá concentrarse en ese punto que te hace sentir bien sin tener que retirar el vello, es realmente sorprendente. En realidad, es más que sorprendente. Todo se siente genial. Las mujeres me dicen que las hace ser mucho más orgásmicas y que disfrutan del sexo en formas que nunca creían posibles. Por eso cuando uno se hace la cera la primera vez, se la sigue haciendo. ¡No querrás volver a las cosas como eran antes!

La sigo haciendo después de todos estos años

Nunca me canso de hacer la cera brasilera. A mis clientas aún les encanta y lograr convencer a una más de que se la haga, me sigue emocionando, porque sé que le encantará. No se trata de un tipo de moda pasajera, de algo que cambia a medida que las faldas se hacen más cortas o más largas. Sé, por experiencia, que a veces las mujeres piensan que lo hacen por un hombre, pero entonces se dan cuenta de que les gusta hacerlo por ellas mismas. Les encanta la sensación, la suavidad. Mi primera clienta de la cera brasilera ya tiene sesenta años y sigue viniendo a que se la haga constantemente.

tres

Glamour brasilero sin complicaciones

Cómo ponerte bella en minutos, no en horas

Las brasileras se preocupan mucho por cómo ser sexy. No se trata de ser sexy por el hecho de utilizar cierto estilo de ropa; se trata de tener una actitud sexy. No importa si eres talla dos o talla veinte. Sí, queremos vernos bien, cuidarnos, pero sabemos que no se trata sólo de tener un cuerpo "perfecto". Al ver las mujeres de Rio, cada una tiene un tipo de cuerpo diferente. Algunas son redondas, otras son delgadas y rectas como un palo; algunas tienen cinturas gruesas, y otras tienen huesos que les salen por todas partes. Algunas tienen senos que se desbordan de sus blusas y otras son planas como tablas. Lo único que tienen en común es que todas caminan como si fueran la mejor, la más sexy, la más increíble. De eso se trata la cera brasilera —no toma horas y horas de cuidado. No, todo lo contrario.

Un poco de esto, un poco de aquello

Todas tenemos nuestros pequeños remedios caseros para vernos bien, nuestros pequeños truquitos. Algunas mujeres recomiendan frotarse la cara mientras que otras dirán no, no, jamás hagas eso, eso es lo peor que puedes hacerle a tu cara. Otra mujer puede decir que hay que usar aceite de oliva en el pelo y otras pueden decir que no, que se volverá rancio y que tomará un olor que jamás podrás quitarte. Otras te recomiendan que uses esta crema o esa otra y es posible que te regalen un pequeño pote de algo que han preparado en su cocina. Tal vez la utilices por una semana, luego alguien más te dice, no, la mía es mejor, y te la da.

Mis clientas llegan al salón y dicen, "Cuéntame, cuéntame por favor, cuál es tu rutina de belleza". Yo les digo, pero piensan que no les estoy contando todo, que me estoy reservando algo. Pero lo cierto es que cuando me preguntan cuál es mi rutina de belleza, me da risa la expresión, "rutina de belleza" —¿no suena como si uno estuviera en el ejército, como si se tratara de algo que, de no hacerlo bien, podríamos ser expulsadas? Imagino a todas estas mujeres formadas en filas aplicándose pestañina o humectándose las mejillas o utilizando un delineador de labios oscuro. ¿Y si se equivocan? ¡Tendrán que hacer veinte lagartijas! No, yo no tengo una "rutina". Son sólo algunas de las cosas más sencillas del mundo.

Nadie sabrá jamás qué le da mejor resultado, y eso es importante —lo que funcione para una persona tal vez no funcione para otra.

Te enseñaré algunas cosas fáciles, muy básicas, que hacen que mi piel y mi pelo se vean geniales —ensaya para ver si te dan resultado, y debes estar dispuestas a ensayar una variedad de técnicas ¡hasta que descubras cuál puede ser tu mejor "rutina"!

Para empezar, hay que limpiar la piel

Soy compulsiva acerca de tener la piel limpia, porque creo que no se puede tener un alma limpia con una piel sucia. ¡Primero la piel, después lo demás! Felicidad. Flexibilidad. Perdonar. Ser buena. Esa es mi idea de un alma sana y limpia. Y creo que comienza con una piel limpia.

Aunque trabajo en un salón de belleza, no tengo tiempo de acostarme sobre una camilla para que alguien me haga una mascarilla facial. Simplemente, no tengo tiempo. Y si uno se pone una mascarilla facial y no cuida bien la piel, a las dos semanas va a requerir otra. El truco está en cuidar la piel todos los días.

Entonces, esto es lo que hago: cada mañana me levanto una hora antes de tener que salir de casa. Gasto una media hora pensando en lo que está ocurriendo en mi vida. Luego me mojo la cara y uso un tonificador, el más barato que pueda encontrar. Lo pongo en una mota de algodón y me limpio la piel con él. Sólo el tonificador y el algodón. Lo froto por toda mi cara, detrás de las orejas, en el cuello. Me aseguro de que cada parte de mi cara esté limpia, porque es lo más importante —así no salen espinillas, granitos y todas esas otras cosas que pasan cuando la piel no está absolutamente limpia. Sólo me aseguro de que la piel me quede tan limpia como sea posible y entonces se me brota con menos frecuencia.

Luego una piel suave

Cuando era niña, observaba a las mujeres en la playa en Brasil. Mientras estaban allí sentadas hablando con sus amigas o haciendo cosquillas a sus niños, o besando a sus novios, tomaban arena y la frotaban en sus brazos y piernas. Era prácticamente algo inconsciente. Pero yo las observaba. Me quedaba fascinada. Y comencé a hacerlo también.

Dolía un poco, pero después de frotar cada parte de mi cuerpo con arena la sensación era increíble. Comenzaba por mis brazos y mis piernas y luego continuaba con los hombros y el abdómen. Cuando descubrí el bienestar que podemos sentir al hacerlo en las plantas de los pies, solía traer un poco de arena de la playa a casa para frotármela cada día.

Los días que pasaba en la playa era como si frotara todo mi cuerpo para eliminar las células muertas y todas las imperfecciones. Les pedía a mis hermanas que me frotaran la espalda con arena. Entraba al agua y me lavaba toda la arena. Me sentía fabulosa. Luego, al llegar a casa de la playa, me daba una corta ducha, me ponía un poco de crema humectante y mi piel se sentía excelente. Tan suave que no podía dejar de tocar mis brazos. Cuando tienes la piel limpia y suave, todos quieren tocarte, lo puedes comprobar por ti misma, y ver que hasta tú quieres pasar tu mano por tu brazo o tu pierna. Es algo muy sexy cuando la piel no se descama ni se siente áspera. Todos te miran y sonríen cuando tu piel se ve suave y lisa. Y a más edad, la piel se va secando cada vez más. Por lo que hay que cuidarla todos los días.

Ahora vivo en Nueva York y no puedo ir mucho a la playa, entonces, hago lo siguiente —¡froto todo mi cuerpo con un cepillo para el pelo! Todas me dicen, "¿¡Qué!? ¿Un cepillo para el pelo? ¡Eso debe doler muchísimo!". Pero no es así. Es similar a utilizar un loofah.

Utilizo un cepillo de cerdas naturales. Elimina todas las células muertas y es excelente para la circulación. Lo llevo a la ducha, mojo todo mi cuerpo y luego lo paso por todas partes a excepción de mi cara. Froto mi cuerpo tal vez tres veces por semana. Me encantan esos días. Es como utilizar la arena de la playa. Luego me enjuago y me baño muy rápido. Un exceso de agua caliente y jabón reseca la piel. Menos es más. Conozco personas que se duchan por horas o que toman baños de agua caliente interminables y después se quejan de que su piel está seca. Les digo que lo hagan rápido. Rápido, rápido, rápido. Con agua más fría y no demasiada. Esa es la clave.

Hay también algunos productos dermoabrasivos muy buenos que se pueden usar. Al usarlos más o menos una vez a la semana, sus manos no podrán creer la diferencia. Todas las cutículas desaparecen, toda la piel descamada se va por el desagüe. Las manos se ven años más jóvenes y se sienten fabulosas. Pero el cepillo del pelo da también buenos resultados. Es más barato y más fácil. No me gusta que las cosas sean más complicadas de lo que tienen que ser.

Tratar el rostro como se lo merece

A través de los años he aprendido todo tipo de cosas, pequeños detalles que he seguido practicando. Como la forma de tratar la piel del rostro con mucha suavidad. No es como si fuera la piel de los hombros o de las piernas. En absoluto.

La piel alrededor de los ojos es especialmente frágil, mucho más delgada que la de cualquier otra parte del cuerpo. Lo peor que se puede hacer es estirarla. Por lo que simplemente utilizo una buena crema en los ojos y me la pongo dando pequeños golpecitos con las yemas de los dedos sin estirar la piel, sólo golpeando con los dedos.

También en el rostro uso una buena crema, una que no sea demasiado gruesa y que permita que mi piel respire. Uso una crema antiarrugas. Pero en cantidades mínimas. Vivo muy ocupada, por lo tanto, ¿qué puedo hacer? ¿Gastar horas y horas para asegurarme de no tener ni una arruga? No gracias. Hago lo que puedo, pero sé que hay cosas mucho más importantes en la vida, como dedicarles tiempo a las personas que amo.

Si me pica la cara, uso la parte inferior de la palma de la mano para rascarme. Nunca las uñas. Ni de riesgos, la cara no es lugar para hacer eso, esto es algo demasiado nocivo para la piel. Algo que he notado en las mujeres norteamericanas es que se tocan la cara todo el tiempo. En Brasil o en Europa, nunca las vemos tocándose. Nunca. Saben que esto hace que su rostro se vea grasoso o que salgan espinillas o que se corra el maquillaje. Es algo que simplemente no conviene. Entonces, siempre estoy muy consciente de nunca templar la piel ni tocarla a menos que sea necesario.

Ni siquiera me la pellizco. Si me sale un granito, lo dejo quieto, sólo lo limpio con tonificador. Las mujeres me dicen que piensan que deben extirpar las espinillas o los granitos, pero créanme, tendrán que aceptar las consecuencias. Al pellizcar una espinilla o un granito, sólo logramos que se demore más en sanar, no menos. ¡Si las hace sentir muy incómodas, no lo miren!

Además, aunque esto las haga reír ¡procuro no mover los músculos de mi cara! Me abstengo de hacer gestos graciosos. De lo contrario, será un desastre para mi piel. Tocarse la cara es un problema y también lo es hacer gestos. Creo que estira los músculos y estos no vuelven a su lugar. Para qué arriesgarse. ¿No es cierto? No quiero decir que no sonría o que no me ría; pero no hago gestos extraños con la cara.

También paso cerca de media hora al día todos los días, al sol. Aún en invierno. Me aseguro de salir, de caminar, de sentir el sol en mi cara. Lo mismo en el verano. Me aseguro de que mis brazos estén descubiertos para que también puedan adquirir un poco de color. No demasiado, apenas un poco de color en mi piel me hace sentir bien. Ahora inclusive los médicos dicen que hay que tomar el sol para fijar la vitamina D. Me encanta, porque no me gustaba cuando decían que no deberíamos exponernos al sol en absoluto. Creo que necesitamos estar al aire libre y no escondidas en la sombra. Tenemos que ponernos cara al sol.

Cada una debe poder determinar qué es mejor para su propia piel, no aquello que hace que la piel de otra mujer se destaque. Se puede utilizar una técnica o un producto de un mes a seis semanas, pero si no produce resultados satisfactorios, habrá que ensayar otra cosa.

El pelo nos puede hacer sentir muy bien

En una ocasión tuve una clienta que me dijo, "Debes pintarme el pelo de rubio". Di un paso atrás y la miré. "No", le dije, "tu tono de piel no es para pelo rubio". "No importa", respondió. "Quiero que lo hagas de todas formas". Pero le dije que no e insistí que no se vería bien. Siguió diciéndome que debía hacerlo. Y discutimos. "¿Por qué rubio?", le preguntaba una y otra vez.

Por último me dijo que creía que su esposo tenía un amorío. Ah, entonces entendí —la amiga era rubia, ¡y mi cliente quería competir con ella! Por último le hice un excelente corte de pelo y la tranquilicé. Le dije que era una mujer fuerte y maravillosa ¡una trigueña! Y que si su esposo prefería a las rubias, entonces, era posible que ella fuera la mujer equivocada para él. Eso fue hace años y siguen juntos. Ella y yo aún nos reímos al recordarlo.

Si hay algo que yo sepa es que las mujeres se obsesionan más con su pelo que con cualquier otra cosa. Las vemos esponjándolo, jugando con él, poniéndoselo detrás de la oreja, luego al frente, luego otra vez atrás, todo el tiempo.

Sin lugar a dudas, cuando tu pelo se ve bien, tú te sientes mejor. A las mujeres les encanta que alguien les haga el blower o les haga mechones, o les haga un corte. Lo oigo el día entero —mis clientas simplemente se sienten más atractivas cuando se han peinado. ¿Y por qué no? Generalmente es lo primero que todo el mundo nota, y cuando tienes el pelo sucio o mal arreglado, cuando se ve caído y descuidado, das mala impresión. Hay quienes lo saben hacer solas y se les ve muy bien; otras tienen que ir a donde un estilista profesional para verse así. Pero de cualquier forma, es muy importante asegurarse de que el pelo esté bien peinado, aunque solamente se hagan un blower o se lo agarren atrás.

Rápido y fácil

Algunas mujeres gastan mucho tiempo arreglándose el pelo —otras simplemente se lo agarran con un gancho, lo tiran hacia atrás y hacen que se vea muy fácil. No tengo mucho tiempo para ocuparme de mi pelo durante los días de semana por lo que me lo lavo dos veces a la semana y por lo general, en las mañanas, simplemente me lo cepillo o me hago una cola de caballo, o lo dejo suelto y uso una balaca para que no me caiga sobre la cara y sobre los ojos. Sé que algunas mujeres se lo lavan obsesivamente todos los días, pero el mío no se ve bien cuando lo hago. Queda demasiado liso. Ésta es otra cosa con la que hay que experimentar —qué es mejor para cada una, ¿lavarse el pelo todos los días, o dos veces a la semana, o menos? Hay clientas que se ven mejor lavándolo sólo una vez a la semana. Cada una sabe lo que es mejor para su pelo y se verá muy bien.

Si tienes el pelo corto, es posible que sólo requieras hacerte un blower o arreglarlo con rulos dos o tres veces por semana para que se vea bien. Debes tenerlo con un buen corte y cortártelo periódicamente. Debes asegurarte de que las puntas siempre estén sanas. En lo que a mí respecta, me gusta tenerlo largo para poder manejarlo con más facilidad. Para el trabajo lo puedo llevar agarrado atrás y se ve muy bien y en la noche puedo hacerme moños de mil formas. Me permite mucha flexibilidad.

No utilizo muchos productos para el pelo, pero eso en realidad se debe a que lo tengo grueso y no los necesito. Si tuviera el pelo delgado o liso, buscaría el mejor producto y lo usaría para darle más volumen. Me lo corto cada seis semanas, aproximadamente para no tener las puntas secas y para que se vea sano y bien con muy poco esfuerzo. Los cortes son muy importantes. No hay que olvidarlos.

Si te tiñes el pelo, asegúrate de no descuidarlo. Nada peor que el pelo que tiene raíces de cuatro pulgadas de largo. Debes asegurarte de que tu color de pelo sea el adecuado para tu tono de piel.

El maquillaje

Creo que el maquillaje es algo muy personal. Como mujeres, a muchas nos gusta ensayar distintas cosas, este color en los párpados o este otro en los labios. Puede ser muy divertido. Pero no es lo principal que tenemos que hacer para vernos hermosas. Es más importante la seguridad interior. Eso es mejor que todos los maquillajes del mundo. Recuerdo una noche que me invitaron a una fiesta pero trabajé hasta muy tarde. No tuve tiempo de maquillarme ni de peinarme, no tuve tiempo de decorar mi cuerpo. Pero, ¿qué se supone que debía hacer? ¿No ir a la fiesta? Claro que no. Sabía perfectamente que tengo un alma hermosa, por lo que fui. Me agarré el pelo sobre la cabeza en un moño y le puse una flor. Me puse un poco de brillo en los labios y eso fue todo. Boom. Salí de la casa y ¿sabes qué? Me divertí muchísimo.

Hay que tener fe en uno mismo, se supone que el maquillaje realza la belleza, no la disfraza. Está hecho para hacerte ver como tú eres, sólo que mejor. Se supone que debe cubrir todas las pequeñas imperfecciones que tenemos. Para mí, mientras menos maquillaje, mejor, pero algunas quedan más contentas si se cubren con maquillaje todo el rostro. Eso lo entiendo. Hay algunas que logran verse fabulosas con maquillaje. Hacen que sus ojos brillen o que sus pómulos se vean prominentes y atractivos. Me encanta ver mujeres así. Pero en otras ocasiones, el maquillaje puede hacer que la mujer se vea fea. Sabes lo que quiero decir. Las mujeres que no se saben maquillar y que se ven como tontas. Se maquillan demasiado de forma que ya no podamos ver sus caras, todo lo que vemos es el maquillaje. Eso no está bien. Creo que el maquillaje es algo que uno puede usar en los días que necesita sentirse un poco más animada. Cuando voy a una fiesta me gusta usar un labial intenso, pero no creo que el labial me haga ser lo que soy. Sin el labial, sigo siendo yo misma.

delineador de ojos fácil

Creo que un delineador es algo que se ve fabuloso, ya sea sobre el ojo o debajo del ojo o en los dos párpados. Hace que el ojo sobresalga y se vea muy atractivo. Solía pararme frente al espejo y mientras iba dibujando la línea, el párpado se iba cerrando. A veces la línea me quedaba gruesa, otras veces delgada. Nunca igual a los dos lados de la cara, y nunca igual arriba y abajo. Entonces, un día, estaba jugando sobre la cama con mi nieta y ella tenía un pequeño espejito. Me incliné sobre él y me sorprendí —mis ojos no estaban entreabiertos. Me di cuenta que al mirar hacia abajo al espejo en vez de mirar al frente, el ojo permanece abierto. Busqué mi bolso y saqué el delineador y, mirando al espejo hacia abajo dibujé una línea perfecta bajo mi ojo. Luego hice lo mismo con la línea del párpado superior, e igualmente quedó perfecta. Me quité el delineador y me lo volví a poner una y otra vez. Cada vez quedaba más contenta al ver que funcionaba a las mil maravillas. Esto fue una de las mejores cosas que jamás haya descubierto. Cuando se lo digo a mis clientas, inmediatamente sacan el delineador y ponen un pequeño espejo sobre un asiento o una cama y miran hacia abajo. Luego dibujan la línea y todas concuerdan —este truco no tiene pierde.

Mente, cuerpo, espíritu

El cuerpo es importante, claro está, pero tener una buena vida significa cuidar nuestro corazón, nuestra cabeza y nuestro cuerpo para que podamos ser sexy en todos los aspectos. Se trata de cuidar tanto lo que tenemos en nuestro interior como lo que se ve en el exterior. Por lo tanto, tengo cuidado de asegurarme de estar viviendo bien, cuidando bien las demás partes de mí misma, no sólo la cara y el pelo, no sólo el cuerpo. Sí, mantengo mi cuerpo en forma, hasta donde me es posible. Pero, ¿de qué vale hacerlo si o tengo la mente clara? Y ¿de qué sirve tener la mente clara si lo que como cada día no es lo adecuado? Debe haber un equilibrio entre todos estos aspectos.

Los brasileros trabajan duro para comer bien. Hay quienes me dicen, "Pero ustedes los brasileros comen demasiada carne". Yo me río, porque es cierto que si doy una fiesta puedes estar segura de que tendré un steak o un asado. Y a veces tomo esos steaks y los frito uno por uno, lavando la sartén entre uno y otro para poder calentarla a muy alta temperatura y hacer que la carne realmente se ase. Es delicioso. Pero cuando lo llevo a la mesa, es sólo uno de muchos otros platos.

Como muchos vegetales, tanto crudos como cocidos. A veces simplemente los preparo al vapor en un poco de caldo de pollo, con un poco de ajo y un poquito de pimienta negra. Uso los vegetales que tenga —calabacines, calabaza, brócoli, lo que sea. Me aseguro de cocinarlos apenas por un minuto y medio de manera que queden crujientes. Los pongo en una bandeja y los rocío con vinagre blanco. Es algo que a mi familia le encanta. Es tan fácil y tan sabroso.

En mi casa siempre hay grandes bandejas de fruta, sea cual sea la fruta que esté en cosecha. Siempre corto algunas para comerlas al desayuno, al almuerzo y a la cena y también me llevo algunas frutas para cuando voy en el carro, una manzana, una naranja o un banano. Y siempre hay nueces y cascanueces sobre la mesa. Es tan entretenido reunirse con la familia y con los amigos y pasar las nueces. Las nueces de nogal, los marañones —son realmente buenos y sanos.

A los brasileros también les gusta mucho el polvo de la nuez guarra. Es una pequeña fruta que se da en el Amazonas y tiene dentro una semilla negra que se pone en el horno a secar y se muele. Se puede poner en el café o en un jugo. Es muy sana y da energía, y le sienta bien al estómago.

Personalmente, consumo muchas bayas de acacia para que me den energía. Es algo que se ha vuelto muy popular en Estados Unidos, porque muchos creen que adelgaza. De eso no estoy segura —¡pero sí creo que estimulan la libido!

Además como mucho cilantro. El cilantro es muy importante para la energía si se come todos los días, nos da ese impulso que necesitamos para hacer las cosas. A algunos les gusta, a otros no. Pero yo lo uso en las ensaladas y es magnífico. Muy refrescante. Como muchísimos pimientos picantes, de todo tipo. Se ha demostrado que son buenos para el estómago y también para el estado de ánimo —¡te dan alegría!

Me encanta la comida porque produce tanto placer. ¿Qué podría ser más sexy que eso?

cuatro

Caminar como una brasilera

Cómo hacer que tus problemas desaparezcan

Algo que aprendí mientras crecía fue a no llevar mis problemas sobre los hombros, como una camisa pesada y a no dejar que esa camisa me obligara a agacharme. Debes saber que yo, al igual que cualquier otra persona, tengo problemas. El presidente, los que se encargan de la limpieza de las calles, sea quien sea —todos tenemos problemas. Somos seres humanos y las cosas no siempre salen como quisiéramos. Así es la vida. Pero no me gusta vivir como si esos problemas fueran mis dueños. No podemos centrarnos únicamente en el problema y dejarlo que nos abrume. No, si tengo problemas, sé cómo quitármelos de encima para poder caminar erguida. Y mientras más erguida camine, menos parecen importar los problemas. Pienso en esto como la mentalidad brasilera —no sólo para ver el lado bueno de las cosas sino para que lo malo se pierda en el trasfondo de manera que ya prácticamente no lo notemos.

No te preocupes, sé feliz

A veces tengo problemas con mi familia, a veces problemas de trabajo, a veces problemas del corazón. Como todo el mundo. Pero aún si estoy verdaderamente abrumada y triste, no podrás saberlo. Lo disimulo delante de todos ¡e incluso a veces delante de mí misma! No importa qué pase en mi vida, no importa cómo me sienta, no importa si tengo el corazón partido o si quisiera poder quedarme todo el día en casa en pijama, nunca lo sabrán. Nunca me desespero si cometo un error o si no puedo encontrar el amor o algo por el estilo. No, nunca. Nunca llevo mi corazón sobre mi manga. No, sonrío y actúo como si todo estuviera bien y luego, algo curioso sucede —las cosas comienzan a mejorar.

No quiero estar triste. Esa es una alternativa que puedo elegir. Y yo decido no ser desgraciada. Creo que preocuparnos nos vuelve feas. Sí, así es.

En vez de preocuparme, me gusta dedicar media hora cada día a pensar en mis problemas, a procurar imaginar cómo puedo cambiar esto o aquello, a intentar ver lo que podría hacer para cambiar las cosas. Me siento en algún sitio sola durante treinta minutos, ya sea en mi casa en la mañana, o en el salón entre una y otra clienta, y repaso las ideas que tengo en la mente. Me imagino libre del problema, veo lo que se siente al no tenerlo encima, cómo puedo lograr deshacerme de él. Respiro más lento y relajo todo mi cuerpo para poder entender la mejor forma de solucionar ese problema. Algunos me dicen que hacen algo similar, lo llaman meditación. Pero yo simplemente pienso que ésta es mi forma de entender las cosas.

Cada día, después de pensar en mis problemas y en lo que puedo hacer para resolverlos, me olvido de ellos. No me dejo obsesionar por las pequeñas cosas que me molestan y me deprimen. No me gusta dar tanto valor a mis problemas. Los barro bajo la alfombra y continúo con mi día. Ni siquiera pienso en la alfombra durante todo el día. Cuando llego a casa, me doy cuenta que no hay ningún abultamiento bajo la alfombra. ¡Los problemas se han ido!

Los problemas son oportunidades

A veces un problema puede ser pequeño pero lo podemos convertir en algo mucho más grande. Hace poco tenía una cita para encontrarme con alguien y tuve que cancelar muchas clientas para poder ir a estar con esa persona. Venía a quedarse en mi casa. A último momento me llamó y me dijo que no podía venir. ¿Qué voy a hacer? ¿Quitarme la vida? ¿O decir malas palabras acerca de mi amiga y contárselo a todos mis amigos para que supieran que tenía este plan pero que no lo cumplió? Oh, pobre de mí, pobre de mí, pobre de mí... sí, sé que algunos harán eso y se quedarán lamentándose, estancados en ese punto.

Pero esa no es mi forma de ser. En lugar de dejar que eso se convierta en un problema, pienso, está bien, tuve un día libre inesperado. Creo que voy a preparar la cena para mis hermanas y algunos amigos de fuera de la ciudad. Nunca habría podido hacer esto si esa mujer hubiera venido como dijo. Fui de compras, compré un montón de comida y vino y pasé todo el día cocinando. Mi hermana trajo algunos amigos brasileros que yo no había visto hace mucho tiempo y tuvimos una noche fantástica. Éramos diecisiete en mi mesa de comedor. Les conté a todos lo maravilloso que había sido que esta mujer hubiera cancelado su visita. Quería darle las gracias por no haber venido. Tenía deseos de besarla por haberme dado la oportunidad de pasar una noche tan maravillosa. Así fue como lo que pensé que iba a ser algo malo resultó ser todo lo contrario. Y veo cómo eso ocurre todo el tiempo. Sólo tenemos que abrir nuestros corazones a las posibilidades y no cerrarlos y adoptar el papel de víctimas.

Piensa en los problemas como si fueran tus amigos

Los problemas son también lo que nos hace más fuertes y mejores. No mires atrás y digas, "Ya sabes, el año pasado todo era absolutamente perfecto y aprendí mucho. Y realmente crecí". No, uno aprende de las épocas de la vida en las que las cosas son difíciles y sin embargo uno las supera. Es cuando demuestras tu fortaleza, no te dejaste derrumbar, y es posible que hayas encontrado algunas cosas buenas de ti misma o de tu pareja o de tus amigos o de tu familia. Encontraste una fortaleza que jamás habrías imaginado tener. Y debes sentirte orgullosa. Ahora sabes de lo que eres capaz y es más de lo que pensabas el año pasado. Ahora las cosas te asustan un poco menos. Los problemas no se convierten en una montaña imposible de escalar.

Enfrenta tu problema y míralo a los ojos

Algunos creen que lo que quiero decir es que debemos hacer como si los problemas no existieran, pero ese no es mi estilo. A mí me gusta resolver mis problemas de frente.

Digamos que tengo un problema con alguien, con un amigo o con un miembro de mi familia. Tal vez estén disgustados conmigo por algo que dije y los ofendió o tal vez yo estoy disgustada porque supe que habían dado una fiesta y no me invitaron. Ya sabes cómo son esas cosas y cómo pueden empezar a enconarse, como una astilla en la mano que comienza como algo pequeño y unos días más tarde ha avanzado tanto que ya no podemos doblar el dedo.

Lo primero que me pregunto es, ¿qué es lo que en realidad quiero que ocurra? o ¿quiero permanecer disgustada? Porque, a veces, al ahondar más en el hecho de que tenemos la razón parece mucho más fácil que resolver el problema en sí. Puedo decirle a todo el mundo que me ofendió tanto lo que hizo Karen que Karen no es una buena amiga. Puedo repetir la historia una y otra vez a todo el que me quiera escuchar y cada vez que la cuente Karen aparecerá con una imagen un poco peor. Después de un tiempo, habré olvidado lo que realmente ocurrió entre Karen y yo, porque la historia se hará mucho más grande que el pequeño descuerdo que tuvimos. Y mis demás amigos me respaldarán y me confortarán y me acariciarán la cabeza y me dirán que soy una persona mucho mejor que Karen y que no la necesito en mi vida.

O tal vez esté avergonzada por haber hecho algo malo a Karen y no deseo admitirlo. A veces algo muy pequeño se sale de toda proporción y lo que comenzó como un insignificante comentario se convierte en algo mucho mayor.

Entonces la alternativa que siempre tendré es no hacer nada, o de lo contrario puedo llamar a Karen y hacer una de dos cosas: decirle, sencillamente, "Lo siento, siento cualquier cosa que haya podido hacer que te haya hecho sentir mal", u, honestamente puedo decirle que hirió mis sentimientos. Y esperar que podamos llegar a una mejor relación. De manera que puedo hacer que las cosas resulten bien o puedo insistir en que *yo* tengo la razón. Eso depende de mí.

Siempre digo a mis clientas que tienen un control mucho mayor de lo que creen sobre sus vidas. Pueden hacer que las cosas funcionen como quieren si saben qué es lo que quisieran que sucediera.

Siempre procuro asegurarme de que el resultado que quiero sea lo mejor para ambas. Imagino que ella y yo estamos juntas; imagino la historia hasta el final, en donde puedo vernos sentadas a la mesa comiendo juntas, felices y disfrutándolo. Puedo sentir lástima de mí misma o puedo avanzar y siempre estoy a favor de seguir adelante —de aclarar las cosas y de hacer que un problema específico desaparezca. O, si no puedo hacer que desaparezca, al menos puedo ponerlo en el asiento de atrás, no en el de adelante.

No podemos resolver un problema que no nos pertenezca

Tengo una clienta que me dijo, "No he vuelto aquí desde hace seis meses porque mi novio me dijo que necesitaba un pequeño descanso. Y eso fue algo horrible, porque no estaba segura de lo que sucedía. Luego regresó, pero lo único que hacíamos era discutir. Unas semanas después terminó conmigo. Dijo que yo no era una buena novia, que era egoísta, fea…". Me contó lo deprimida que se había sentido durante esos seis meses y que no se había sentido digna de ser atendida y cuidada ni de hacerse la cera brasilera. Me fue contando cada vez más y más de todas las cosas horribles que el novio le había dicho y le había hecho.

La escuché por un rato. No dejaba de hablar de lo que el novio le había dicho, de lo terrible que se había sentido desde que se fue, de cómo había perdido su autoestima cuando él la había dejado.

—Entonces ¿Es cierto? —le pregunté—. ¿Eras una novia terrible? ¿Eres egoísta? Porque, ya sé que eres hermosa de manera que, en ese aspecto, él está equivocado.

Pude ver una pequeña sonrisa que hacía que se levantaran las comisuras de su boca.

—No, era una novia excelente. Creí que éramos muy felices juntos. Pero ahora pienso que me estaba engañando y en lugar de admitirlo se volvió en contra mía. Sin embargo cuando dijo que yo era…

La interrumpí.

—¿Por qué te dejaste engañar cuando te dijo que necesitaba un descanso? ¿Quién necesita un descanso cuando está feliz? En ese momento sabías que te iba a dejar, ¿no es cierto? En ese momento supiste que tu relación no era buena. Pero ¿no quisiste prestarte atención, no es cierto?

Ella asintió, mirando hacia el suelo. Le levanté la cara para que me mirara.

Le conté lo siguiente. En una ocasión tuve un novio que se iba y luego volvía, se iba y volvía otra vez, se iba y regresaba. La cabeza me daba vueltas por la cantidad de veces que salía y entraba por la puerta. Me dije que no sabía lo que estaba ocurriendo. Pero sí lo sabía. Me dije que si tan sólo se quedara, todo estaría bien. Pero no fue así. Un día me cansé y lo eché. Dijo cosas terribles antes de irse. Por alguna razón, permití que esas palabras me cubrieran como una carrasposa manta de lana. Y aunque me sentí horrible, no dejaba que esa impresión se borrara, como si fuera lo que merecía.

Durante los siguientes meses me sentí muy mal. No salía, no llamaba a mis amigas. No, simplemente me encerré con su ira y dejé que ésta retumbara contra las paredes repitiéndome una y otra vez que era una fracasada.

Pero, eventualmente desperté y pensé, *Si no salgo de esta casa y no me divierto un poco me voy a enloquecer.* Llamé a unas de mis amigas pero todas estaban ocupadas esa noche. ¿Qué debía hacer? Había oído hablar de un restaurante que supuestamente era fabuloso y quería ir allí. Pero no tenía con quién. ¿Debería ir? ¿No debería ir? Ay, qué importa. Llamé e hice una reservación para dos personas a las nueve de la noche. No tenía con quién salir, pero, ¿por qué anunciárselo al mundo entero? No, les dije que éramos dos y que estaríamos allí.

Me fui a casa después del trabajo y saqué un vestido realmente hermoso que me encanta. Hacía tiempos que no lo usaba, y fue muy bueno recordar cómo me veía. Me recogí el pelo, me puse un poquito de delineador y salí de mi casa. Estaba nerviosa pero no se notaba. No, mantenía mi cabeza erguida y entré al restaurante como si fuera la dueña. El maître me acomodó de inmediato en una excelente mesa. Pedí una copa de vino y mientras lo tomaba a pequeños sorbos, no dejaba de mirar mi reloj. ¿Dónde podría estar mi amigo? ¿Qué lo estaría deteniendo? El mesero me preguntó si quería ordenar la cena, pero le dije que esperaría un poco más. Un hombre que se encontraba en el bar me sonrió y yo le sonreí. Entonces, me envió otra copa de vino. Yo la levanté en un brindis silencioso. Luego volví a mirar mi reloj. Pasado un tiempo, el chef me mandó un pequeño plato de pasabocas. Yo los comí lentamente. Por último, el hombre del bar se acercó. "¿Tu pareja te dejó metida?", preguntó. "Ya no es mi pareja", dije. Él me preguntó si podía sentarse a mi mesa y le dije que sí. Terminamos hablando hasta que cerraron el lugar. Fue una de las mejores noches de mi vida. Esta "salida conmigo misma" fue algo fantástico y me devolvió a la realidad.

Mi clienta comenzó a reír al oírme. Le pregunté:

—¿Por qué permitiste que tu novio te impusiera las reglas? ¿Por qué te sientes tan mal por lo que te dijo? ¿Por qué esperar a que él te haga sentir bien? Eso es algo que tienes que hacer tú misma. Este es su problema, pero por alguna razón decidiste apropiártelo. ¿Por qué hacer eso? ¿Será porque no tienes problemas propios en los cuales pensar?

Hablamos por un buen rato. Le dije que me preocupa que si una persona nos puede hacer sentir tan mal acerca de lo que somos, la próxima también podrá. Si te apropias de los problemas de otro, bueno, entonces no tendrás cuándo acabar. Porque ¿cómo puedes arreglar un problema que nada tiene que ver contigo? No puedes.

Cuando la vi la siguiente vez, se veía fantástica.

Perfecto ya no vive aquí

Oigo a muchas de mis clientas que están frenéticas porque las cosas no son "perfectas". Su matrimonio no es perfecto, sus niños no son perfectos, su trabajo no es perfecto. Siguen intentando llegar al lugar donde vive "perfecto". Y nunca lo logran. Mi actitud es que las cosas nunca, jamás son perfectas. Y eso nunca será posible. Tal vez tampoco quisiéramos que lo fueran. Tal vez la vida sería muy aburrida si no hubiera nada que hacer ni que cambiar.

Pienso que la vida es más como un avión en el que hay que rectificar constantemente el rumbo. Un poquito hacia este lado y un poquito hacia el otro. Si piensas que las cosas están mal cuando no son exactamente como tú esperabas que fueran, siempre te sentirás defraudada. Siempre pensarás que has hecho algo mal, que eres un fracaso, cuando en realidad no tiene nada que ver contigo.

Dos personas pueden oír la misma historia y una persona piensa que está bien mientras que la otra piensa que es un problema horrible. ¿Cuál de las dos dormirá mejor esa noche? ¿Cuál de las dos crees que tendrá una vida más feliz? ¿Cuál de ellas se mantendrá más saludable? Si piensas que todo es un problema entonces se convertirá en un problema. Se te vendrá el mundo encima y quedarás abrumada. Pero si piensas que todo es sólo parte de un panorama más amplio, la situación tiende a no ser tan aterradora. Puedes ver cada cosa sin que te asuste tanto porque sabrás qué hacer.

Me enseñaron a no preocuparme por las cosas pequeñas. Mi familia tuvo buenas y malas épocas y, en algunas ocasiones, lo que otros podrían llamar grandes problemas. Si estaba disgustada por algo y le decía a mi madre lo que me pasaba, ella respondía, "¿Es eso todo lo que te preocupa? ¿No tienes nada más en qué pensar?". Lo hacía parecer tan insignificante. Así aprendí a abandonar todos los problemas pequeños. Era una buena forma de ver las cosas. Créeme, tiene que ser un problema enorme para que me preocupe por él. Por lo demás, simplemente me lo quito de encima y sigo con mis actividades normales de cada día.

Tal vez pensaste que las cosas eran terribles y justo entonces te sucedió algo maravilloso. De malo a bueno. Tienes que poder cambiar tu forma de pensar acerca de las cosas, tienes que poder darle la vuelta a la moneda, a ser flexible. Por eso tienes que asegurarte de tener el control de los problemas y no dejar que los problemas te controlen.

Mantente erguida: sólo tú sabes lo que estás pensando

Yo siempre me preocupo de mostrarme fuerte. Cuando camino por la calle y veo una mujer agachada, con los hombros hacia adelante, quisiera caminar detrás de ella y halarle los hombros hacia atrás, levantarle el mentón y decirle que si quiere verse como una persona triste, la tristeza se instalará en su interior y entrará a su casa.

Te diré otra cosa —la gente no se interesa tanto en ti como tú crees. Realmente no. A veces uno piensa que todos te están mirando o que están hablando te ti o que se están fijando en lo que llevas puesto. Pero, por lo general, están totalmente inmersas en sus pensamientos. Escasamente notan que estás ahí. Eso es algo bueno de recordar.

Mientras crecía en Brasil, las personas que iban por la calle saludaban y decían, "Hola, ¿cómo estás?". Todos se miraban realmente unos a otros, sonreían, comentaban los atuendos. Entonces, cuando vine a Estados Unidos, actuaba así. Siempre estaba saludando a todos, elogiándolos si se veían bien, y entablando conversación con extraños. Pero las personas miraban para otro lado. Y eso me hacía sentir mal, luego dejé de hacerlo.

mantén tu cabeza erguida

Siempre trato de mostrarme en mi mejor forma. Tengo la actitud suficiente para abarcar el mundo. Pero también a mí me pueden abrumar los problemas en algunas ocasiones. Entonces recurro a este pequeño truco. Cuando me siento mal —cuando tengo demasiadas cosas en la cabeza y parece que no puedo deshacerme de ellas, o cuando no puedo decidir qué hacer en una determinada situación, o si tengo un enorme grano en medio de la frente —simplemente hago de cuenta que ¡todos en este mundo son ciegos! Es la forma más excelente de ir por ahí. Sí, las personas están a tu lado ¡pero no pueden verte! Entonces puedes reírte de ti misma, puedes actuar de manera graciosa y loca y nadie se enterará. Sí, el mundo entero es ciego a tus problemas y entonces ocurre lo siguiente —tú te ciegas a tus propios problemas también. Empiezas a sentirte alegre.

A mis clientas les encanta ese truco y me dicen que ha cambiado sus vidas porque siempre habían sido tan conscientes de sí mismas y gracias a esto dejaron de preocuparse de lo que los demás pudieran pensar de ellas.

Comencé a caminar como todos los demás que iban por la calle, con la cabeza hacia abajo, sin hacer contacto visual con nadie. Y me di cuenta de que me sentía horrible, no era la persona que soy realmente. Entonces, volví a mis costumbres brasileras y ¿sabes qué? Dejé de preocuparme de lo que la gente pudiera pensar de mí, de que pudieran pensar que estaba actuando de forma extraña. Dejé de preocuparme. Eventualmente me fui dando cuenta de que las personas me trataban bien. Así, he conocido gente maravillosa.

Si caminas por ahí mostrándote segura, las cosas se irán resolviendo. Las personas te respetarán más y te tratarán mejor si piensan que te va bien y que estás feliz. Como dicen los americanos, ponte una cara feliz. Sí, eso funciona. Todos quieren estar con personas de éxito, con personas optimistas. ¿Tú no?

Hacer de cuenta no cuesta nada, y puede ser una gran ayuda para tu autoconfianza.

cinco

Llora un río Amazonas

La terapia más barata del mundo

Cuando éramos pequeños y estábamos disgustados por algo comenzábamos a llorar, mamá nos alzaba, nos frotaba la espalda y decía, "Anda, llora todo lo que quieras". No dejaba de alcanzarnos pañuelos desechables y de acariciarnos la cabeza. Nunca nos dijo que dejáramos de llorar, que no estuviéramos tristes. No. Entendía que si uno contiene esa infelicidad, volverá a surgir en algún otro momento. Cuando yo oigo que las mamás les dicen a sus niños, "Ay, deja de llorar, deja de portarte como un bebé, no muestres tus emociones", me molesto mucho. Porque sé que es un muy mal consejo. Nuestras emociones no son algo de lo que debamos avergonzarnos. Creo que tenemos derecho a nuestra tristeza y a saber cambiarla. Eso se logra llorando. Nos permite controlar algo que parece incontrolable. Y el control resulta en una fuerza que nos hace avanzar.

Está bien llorar por todo

Tuve una clienta cuyo marido murió de forma repentina. Ella acababa de cumplir cincuenta años cuando esto ocurrió. Fue un golpe terrible porque había sido un hombre muy sano y vital. Además, tenían una de esas relaciones de la que todos envidian y esperan poder encontrar —les gustaba jugar tenis juntos, viajaban juntos por todo el mundo, salían a caminar tomados de la mano. Él era muy romántico con ella y solía sorprenderla con regalos y pequeñas notas manuscritas, ese tipo de cosas. Algunas mujeres llevan vidas separadas de las de sus esposos, pero ella no era una de ellas. Por lo tanto, cuando él murió, ella se sintió verdaderamente perdida.

Durante aproximadamente un año después del funeral, no dejaba de hablar de cómo no lograba volver a retomar la vida, de que ya no le interesaba nada, ni siquiera sus hijos y sus nietos. Sentía mucha lástima por ella porque estaba en un horrible hueco profundo. Estaba triste porque había perdido su esposo, pero aún más porque no tenía nada que hacer, ninguna perspectiva en la vida, y ese tipo de depresión puede ser muy malo y debilitante. "Mi vida se acabó. Nunca podré volver a ser feliz", repetía una y otra vez.

Cuando la veía nunca le decía, "Deja de llorar, por favor".

¿Qué objeto tenía? No veía la salida de ese lugar y nada de lo que yo pudiera decir cambiaría su situación. Veía cómo se ponía cada vez más triste a medida que pasaba el tiempo, y me preocupaba por ella. No dejaba de pensar qué podría hacer para ayudarla.

Un día, después de meses y meses y meses de su terrible tristeza, le dije:

—Está bien ¿sabes lo que podría ser bueno para ti? Cuando salgas de aquí, ve a tu casa. Sírvete un trago. No uno pequeño; sírvete una medida completa. Pon una canción que le encantara a tu esposo, algo que te haga sentir verdaderamente triste. Puede ser la canción de tu boda, o aquella que los dos cantaban a dúo mientras iban de viaje por la carretera y luego repítela cuantas veces quieras. Tómate ese trago y escucha la canción. Siéntate en el sofá y tómate el tiempo de llorar durante una hora. No hagas más que llorar; no respondas al teléfono, no te levantes para ver qué hay en el refrigerador, nada más. No, llora y grita y sácatelo todo de adentro. Es tu hora de llorar porque tu marido ha muerto, porque no puedes seguir adelante con tu vida. Es como si estuvieras muerta, también, al igual que él. Sólo que tú tienes que seguir viviendo, lo que a veces es peor. Llora por esto. Llora por no poder envejecer con él. Llora hasta que tus ojos estén tan hinchados que no los puedas abrir. Pero al término de una hora, levántate. Lávate la cara y vete a dormir toda la noche, no llores más. Ni un poquito.

Me miraba como si no supiera si podría hacer lo que le estaba diciendo.

—Vuelve a hacer lo mismo mañana —le dije—. El trago, la canción, el llanto. Pero ahora, saca el álbum de fotografías. Vuelve a mirar todos esos momentos felices que pasaron juntos. Fíjate lo contentos que estaban. Grita, golpea el brazo del sofá con tu puño. Puedes gastarte toda la hora, si lo deseas. De ti depende. Pero no más de una hora.

Le dije que repitiera lo mismo todos los días durante un mes. Y estaba segura de que día tras día, su llanto sería menor. Esa es nuestra naturaleza. Darse un margen de tiempo para estar sola es una forma realmente buena de sumergirse en el duelo y comenzar a sentirse mejor.

Durante ese mes no la volví a ver y estaba preocupada por ella. Pero entonces llegó al salón y se veía totalmente distinta.

—¿Cómo estás? —le pregunté.

Me respondió:

—Sabes que pensé que toda esta idea era una locura. Llevaba tanto tiempo llorando y esos primeros días me sentí realmente como una tonta. No dejaba de mirar el reloj como si en él fuera a encontrar la respuesta. Dejé mi vergüenza a un lado y realmente me concentré en lo que estaba haciendo. Fui notando que cada día lloraba por menos tiempo. Cada día sentía que tenía que entrar más hondo en el dolor. Luego me di cuenta de que tan pronto como dejaba de llorar, me bañaba y salía de la casa, me sentía bien por primera vez en todo el año. Fui a visitar a mis hijos y jugué con mis nietos y me di cuenta de que no lo había vuelto a hacer desde que mi esposo murió. Ayer ocurrió algo sorprendente. Me serví el trago, puse la canción, me senté y… nada. Esperé pero ya no tenía deseos de llorar más. No tenía la sensación de lamentarme porque mi vida había terminado. Escuché la canción, no tomé ni un sorbo del trago que había servido, guardé algunos de los álbumes de fotografías. Aún amo a mi esposo, pero no me siento como si me hubiera enterrado con él. Ahora puedo ver que seguiré viviendo y que tal vez algo agradable ocurrirá en mi vida.

Te das cuenta, es una terapia muy rápida ¡y mira cuánto dinero te ahorraste! Y ahora que ya todo pasó, estás mejor.

Llorar en vez de rogar

Esta terapia del llanto funciona para todo tipo de cosas: para una ruptura con un ser querido, para un divorcio. Tengo clientas que se divorcian y luego dicen, "¿Qué haré?". Les digo, "¡Disfrútalo! No eres la primera ni la última persona en divorciarse". Me dicen que todo lo que hay en sus casas les recuerda a su ex. Su no sé qué, su sí sé cuándo, su esto, lo otro. Me dicen que no quieren ni siquiera ir a casa porque la casa huele a él.

Les digo que lo saquen de allí, que limpien todo. Es posible que no esté en la casa, pero si duda ha tomado un lugar en tu mente. Entonces debes cambiar las cosas de sitio. Si los muebles te lo recuerdan, pásalos a un lugar donde él nunca ha estado. Toma el sofá y cámbialo de esta pared a otra, donde nunca había estado antes y verás que nunca lo vuelves a ver ahí sentado. Si la casa todavía huele a él, enciende velas, muchas, muchísimas velas. Si las toallas que tienes las escogieron entre los dos, regálalas. Si no puedes vivir con las cosas que te lo recuerdan, sé fuerte y piensa primero en ti. Si tienes menos cosas de él que te miren directamente a la cara, verás que de pronto dejas de pensar en él todo el tiempo. Empezará a salirse de tu mente.

Haces esto y haces la terapia del llanto. Piensa en las cosas que hacía contigo, lo mal que te hacía sentir, lo avergonzada que estabas cuando te diste cuenta de que no te amaba en la forma en que tú creías que lo hacía. Piensa en esas noches que pasaste despierta esperándolo y en el momento en que llegaba a casa y se veía un poquito ebrio y desarreglado, como si hubiera estado besando a otra. Si se lo preguntabas, te decía que estabas loca. Y sí, comenzabas a pensar que tal vez lo estabas, a pesar de que te olía a un perfume que tú nunca has usado.

Llora.

Piensa también en los buenos momentos porque eso ayuda a llorar. ¿Recuerdas cómo era todo al comienzo cuando se conocieron? ¿Recuerdas los momentos de sexo? ¿Recuerdas cuánto reían juntos? No reprimas esos sentimientos —te pertenecen y nadie más sabe cómo te sientes. Lo bueno de la terapia del llanto es que no tienes que hablar con nadie acerca de lo que te pasa. Todo te pertenece.

Llevamos tantas cosas en nuestro interior que necesitamos desahogarnos. Si las dejamos allí estancadas, nos sentiremos cada vez más infelices.

Créeme, la vida continúa

A veces, después de una ruptura o una separación no puedes imaginar que sea posible sentirte bien de nuevo. A veces las clientas no dejan de lamentarse, pero realmente no se entregan a la autocompasión. Sólo actúan como si nunca pudieran volver a ser felices. Les cuento entonces esta historia que escuché en Brasil: Había una mujer que quedó viuda. Amaba con toda el alma a su marido y no podía dejar de llorar, se había quedado sin piso. Nada ni nadie podía hacerla sentir mejor. Dejó de comer y se limitó a quedarse sentada en su casa todo el tiempo pensando en él. Entonces, se le ocurrió una idea. Fue adonde un carpintero local y le pidió que le hiciera una talla de madera con la figura de su esposo. Le tomó meses y ella iba a la carpintería todos los días a ver cómo iba saliendo la estatua. Le describió al carpintero con lujo de detalles cómo era su esposo para que supiera exactamente cómo eran sus rasgos.

Cuando quedó terminada la escultura, ella quedó feliz porque era idéntica a su esposo. La puso en la sala y le puso alrededor velas y estatuas de santos. Se convirtió en un altar para su esposo. Todas las noches iba allí y hablaba con él mientras lloraba —lo había convertido en otro santo. Se repetía una y otra vez que jamás podría volver a ser feliz.

Siguió así por mucho tiempo. Lloraba todas las noches hasta quedarse dormida. Pero, eventualmente, fue volviendo poco a poco a la realidad. Comenzó por detenerse en algunas de las tiendas de la ciudad para hablar con sus dueños. Luego fue a la iglesia y se encontró con algunos viejos amigos. Una noche permitió que su hermana le preparara la cena. Poco a poco, paso a paso.

Entonces, un día que estaba en el supermercado se encontró con un hombre. Se detuvieron un momento a hablar en la calle. Unos días después se lo volvió a encontrar y la invitó a almorzar a un pequeño café de la ciudad. La hizo reír y hacía tanto tiempo que ella no escuchaba su risa ¡que casi no la reconoció! Unos días después él golpeó a su puerta y le preguntó si podía entrar. Le traía flores y ella quedó encantada de verlo. Le preguntó si quería una taza de café y él le dijo que sí. Ella salió al jardín a conseguir leña para prender la estufa pero no quedaba nada. Miró por todas partes pero no encontró nada que quemar, ni ni ramas pequeñas, ni ramas grandes. Volvió a la casa y miró por todos lados y vio la escultura. Sin dudarlo un segundo echó al fuego la escultura de su esposo muerto y la quemó para poderle dar a su novio una taza de café.

Oí esa historia cuando era joven pero inclusive entonces significó mucho para mí. Tenemos que dejar ir lo que ya no nos sirve. La vida debe continuar; y todo tiene que cambiar. Eso es lo único cierto en este mundo. Así que, llora, desahógate y luego levántate y sigue adelante. Cuando estés triste, si algo terrible ocurre, tienes que decirte a ti misma, "Está bien, lloraré por un mes o por un año y lloraré mucho. Lloraré como nadie ha llorado jamás. Quedaré toda abotagada e hinchada. Gritaré y vociferaré, seré la persona más desdichada. No estaré en los planes de nadie y no los escucharé cuando me digan que eso no es

bueno para mí. Porque sé que ¡hay un final a la vista! Al cabo de
un año, me desharé de los pañuelos y seguiré adelante". Además,
uno de los beneficios adicionales de la terapia del llanto es que
mientras lloramos podemos comenzar a recordar quiénes somos
realmente, qué fue lo que nos hizo felices en primer lugar y
cuánto mejor podremos llegar a estar en el futuro. Es como si,
a través de esas lágrimas, nos pudiéramos percibir brevemente
como una mejor persona.

Lava bien la tristeza

Lo mejor que podemos hacer por nosotras mismas cuando estamos tristes es mostrarnos tristes. Pero toda nuestra sociedad dice
que eso no es lo correcto. Nos dicen cosas como "Supéralo" o
"Sigue adelante con tu vida", como si la tristeza tuviera fecha
de vencimiento. O pretenden que algo que nos hirió de forma
tan intensa puede dejarse de lado. Eso no es posible. Hay que
sentir lo que se siente y sentirlo a plenitud. De lo contrario
saldrá de alguna otra forma. Tengo amigas que sufren de dolor
de cabeza o dolor de estómago y siempre están buscando una
razón. Van a un médico y a otro, siempre buscando alguien que
les diga qué les pasa. Pero el médico no encuentra nada mal.
Cuando por último admiten que están tristes y se entregan a esa
tristeza, el dolor de cabeza o el dolor de estómago desaparecen
como por arte de magia. Eso no me sorprende en absoluto.

Pero cuando uno está triste, los amigos y la familia se sienten muy mal porque piensan que uno debe saber controlar sus emociones. Qué tontería. Es mucho mejor saber que nuestra tristeza nos pertenece, que es algo nuestro, que nos podemos dejar llevar por ella y que no nos destruirá. He visto a mucha gente mejorarse tanto física como emocionalmente al admitir que están tristes y llorar sus ojos.

Lo cierto es que llorar es saludable. A veces incluso cuando las cosas salen bien, siento la necesidad de llorar. Siempre creo que tenemos que llorar para mantenernos humectadas y para estar humectadas necesitamos llorar. Cuando me ocurre, llamo a mis hermanas y a mi hija y les digo que necesito tomarme el día. No quiero que vengan a darme abrazos. No quiero que me convenzan de salir a alguna parte a divertirme. No, necesito ese día para llorar. Me pongo la pijama y me preparo, me alisto para sentir la tristeza y llorar. Es como si estuviera llena hasta el tope y tuviera que vaciarme. Empiezo a pensar en todas las cosas que me entristecen. Tengo que prepararme para sacar galones de agua de mi interior. Pienso en todo lo que tengo en mi mente, todo lo que puede hacerme sentir triste, ya se trate de amor, de dinero o de negocios, o de cualquier otra cosa. Me preparo mentalmente y luego me pongo muy cómoda, en el sentido físico. Me tomo todo un día para llorar mis ojos. Ese día es mío y eso es lo que voy a hacer.

Siempre imagino que voy a llorar el día entero. Pero lo que ocurre es que lloro quince minutos y me siento muchísimo mejor, como cuando uno vomita. Me siento como nueva. Me siento bien, entonces cambio la energía. Llamo a mis hermanas, llamo a mi hija y les digo, "¿Qué están haciendo? ¡Quiero ir a verlas!". Me siento tan aliviada. Ha terminado la terapia del llanto.

Hay que darse tiempo para llorar. Y como la mayoría de las cosas en la vida, cuando uno se toma el tiempo, tiene que llegar hasta el final. Este es el único momento en que está bien tenerse autocompasión. Hacemos esto, lloramos, nos secamos los ojos. Esa es la única forma de que funcione.

seis

Sigue la corriente

Cómo ser flexible

Hay un dicho en Brasil: "No se puede bailar rock and roll a ritmo de samba". Esto significa que si uno baila al ritmo correcto, la vida le será más fácil. En lugar de luchar contra algo, uno se limita a seguir el ritmo, sin esforzarse tanto por ir contra corriente. Seremos mucho más felices. Mis clientas tienen problemas. Yo también. ¿Quién no los tiene? Les digo, disfruten su problema; coman de ese problema al desayuno y también a la hora de almuerzo. Disfrútenlo como si fuera lo más delicioso que han probado. Ya lo resolverán. Cuando salgan de este problema, mirarán hacia atrás y se sentirán muy orgullosas de sí mismas. Así crecemos y así aprendemos a ser felices, no por dejar que las cosas pasen sin meternos en el agua.

Vive con lo que tienes

Para algunas mujeres el dinero es demasiado importante. Lo oigo todos los días, mujeres que tienen problemas para respirar o para cuidar de los niños porque sus esposos no ganan tanto como ganaban antes.

Tengo una clienta que viene de una familia muy adinerada. Tiene dos hijos y su marido tenía un buen trabajo, podía sostener muy bien a su esposa y a sus hijos. Ella no trabajaba, y le encantaba ser una mamá que se quedaba en casa. Les iba bien.

Entonces, el negocio de su esposo comenzó a decaer. Él nunca había tomado dinero de la familia de ella, pero fueron momentos difíciles y ella tuvo que ir adonde su familia a obtener dinero para su esposo. Fue idea de ella, no de él. Y él le dijo que al cabo de un año podrían saber si ese dinero había servido para mejorar el negocio o no.

Unos meses después llegó al salón y me contó que las cosas no iban nada bien.

—¿Cómo así? —le pregunté. Y me dijo que ahora lo respetaba menos porque estaban viviendo del dinero de ella.

Puedo decir de verdad que son pocas las veces en que no sé qué decir, pero eso me dejó realmente sin palabras. ¿Cómo podía ser que estuviera disgustada con él por algo que ella había hecho que ocurriera? ¿Cómo podía apreciarlo menos? Este hombre había cuidado de ella por muchos años y ahora él necesitaba su ayuda. En lugar de mantenerse firme a su lado, estaba actuando como una niña consentida. Por último, recobré el habla y le conté la historia de mi madre y de mi padre y cómo el dinero nunca se interpuso entre ellos. Todo lo contrario —todas las dificultades que tuvieron que soportar los unieron aún más. Le dije que lo mejor fue cuando las cosas cambiaron para mis padres, cuando consiguieron dinero y se mudaron de nuevo a una casa grande, mi madre nunca habló mal de mi padre ni lo culpó por lo que había ocurrido. Siempre lo trató con mucho respeto, tal como él la trataba a ella. Ella era parte de esa unidad, y eso era lo que pasaba dentro de nuestra familia.

Le dije a mi clienta que disfrutara el momento. Tal vez tenía más tiempo para estar con su esposo, tal vez podía saber más acerca del negocio, y eso haría que se unieran, que ella dejara de sentirse disgustada con él y que le brindara, en cambio, todo su apoyo. Bien, comenzó a llorar —me di cuenta de que se sentía incómoda. Cuando la volví a ver unos meses después, me dijo que la vida les había cambiado por completo. Comprendió que había actuado así por miedo, y que su esposo merecía recibir mucho más que eso.

Aprende a aceptar el cambio

Tuve una clienta que estaba muy disgustada con su esposo. Había sido infeliz por quince años y por último decidió divorciarse. Era una mujer muy linda, con una voz muy suave. Su esposo criticaba todo lo que ella hacía y comenzó a creerle cuando le dijo que no valía nada. Por lo tanto, me alegré de pensar que al fin pudiera encontrar un poco de felicidad cuando decidieron no seguir juntos.

El divorcio requirió mucho tiempo para formalizarse y él no quiso irse de la casa hasta que todo estuviera en firme. Ella se sentía como una prisionera. Pero yo le dije, "Llámame, podemos salir a cenar algunas noches o simplemente ve al cine tú sola. No dejes que él tome todas las decisiones".

Cada vez que la veía ella estaba contando los días los días. Y al fin un día sucedió —el proceso de divorcio quedó legalizado y su marido se fue. Me alegré mucho por ella y pensé que debería estar feliz, bailando en la calle.

Pero en cambio ¡cayó en una profunda negatividad! Todo el tiempo se preocupaba por el dinero, por estar sola, por no tener alguien con quien hablar al llegar a la casa.

Le dije que así era. Ahora vivía sola. Llegaba a la casa y no encontraba a nadie. Tendría que aprender a vivir con menos dinero. Todo eso era cierto.

Pero lo único que ganó fue poderse mirar al espejo y no sentirse mal con ella misma.

Nadie le estaba diciendo que no servía para nada, que no era inteligente, que no era lo bastante delgada ni tenía las suficientes curvas. Toma una clase, aprende a bailar samba, haz algo por ti misma. Acoge el cambio con ambas manos y disfrútalo. Esa es la actitud brasilera.

Le tomó algún tiempo pero, por último, aceptó su libertad. Aprendió que la vida nunca se desarrolla como pensamos y que eso no tiene por qué ser malo. De hecho, por lo general es bueno. Sólo necesitamos algo de tiempo para adaptarnos a los cambios.

Trata a tus hijos como niños

Oigo que mis clientas se preocupan mucho por sus hijos. ¿Podrán entrar a un buen colegio? ¿Les irá bien una vez que estén allí? ¿Necesitarán tutores? ¿Deben aprender a jugar algún deporte aunque no les guste?

Lo que puedo ver es que las mujeres tratan a sus niños como adultos y a sus adolescentes como bebés. Por ejemplo, salí a comer con mi nieta una noche. Cerca de nosotras había una pareja con un bebé, tal vez de unos ocho meses. El bebé estaba sentado en una silla alta tomándose un biberón. Los padres hablaban y ninguno de los dos miraba al bebé. El bebé estaba sosteniendo su biberón de una manera muy incómoda. Por favor. Quería ir adonde él y ayudarle, pero, no podía. Los padres dirían, "Él puede solo. Debe hacerlo". Pero para mí era apenas un pequeño bebé que necesitaba que le dieran su biberón.

Tuve una clienta que le hacía las tareas a su hija ¡porque temía que la niña no pasara el año! Le dije que no pasar un año no era lo peor que podía sucederle. ¿Sería que mi clienta nunca había perdido uno? ¿Qué tenía de malo? A veces las mejores cosas suceden debido a lo que considerábamos un fracaso, como cuando mi padre perdió su dinero. Mi clienta aceptó que sí, que sí había perdido algún año, pero sentía que debía proteger a su hija. Le advertí que al hacerle las tareas realmente le estaba haciendo un mal porque cuando la niña entrara a la universidad no sabría ni siquiera lo más elemental.

Ahora la felicidad de mi clienta no depende tanto del desempeño perfecto de su hija. Y, gracias a eso, a la niña le está yendo mejor en el colegio.

Cuando no podemos ver nuestra propia nariz

Tengo una clienta que ha tenido mucho, mucho éxito. Es hermosa. Inteligente. Graciosa. Todo en ella es bueno, hasta la suerte que ha tenido en la vida. Pero ella no lo veía así. No estaba realmente triste, pero tampoco estaba alegre. Siempre tenía esa apariencia —con la cabeza gacha, la mirada hacia abajo, como si se estuviera diciendo, "No soy nada". Solía decirle, "No te cierres tú misma el camino. Eres hermosa, eres una muchacha muy afortunada, muchas se atreverían a matar por estar en tu lugar. Tienes todo lo que podrías querer. Por lo tanto tienes que estar consciente de todo el poder que tienes dentro de ti; pero debes levantar la cabeza y vivir tu vida en este momento".

Ella me dijo:

—Mi representante está disgustado conmigo. Quiere que haga cosas que yo no quiero hacer. Y mi agente está disgustado conmigo porque quiere que haga este proyecto, también. Pero yo no estoy segura. No creo que me convenga. ¿Pero qué puedo hacer? No los puedo tener a ambos disgustados conmigo.

Yo levanté la mano:

—Espera, ¿quién está a cargo aquí?

Me dijo que tenía que escucharlos a los dos porque son más inteligentes y saben más que ella y bla, bla, bla. Le dije:

—¿De veras? Porque me pareces una muchacha muy inteligente y conoces muy bien tu negocio. ¿Por qué les permites tomar todas las decisiones? Si crees que esto no se debe hacer, no lo hagas. Y no dejes que te dominen; tú eres la que gana dinero para ellos. Olvídate de todos esos temores que tienes acerca de ti. Eres una profesional, tienes éxito, debes estar feliz con lo que haces. Olvídate de todo lo demás.

Bien, me escuchó atentamente. Habló conmigo unas cuantas veces durante los días siguientes y la convencí. Entró con paso decidido a la oficina del representante y le dijo que no, que no iba a hacer ese proyecto. Y aunque fue difícil convencerlo, al fin cedió. Ahora la veo y es una persona totalmente distinta.

No veas tus propias fallas

Un día, esta misma clienta me dijo:

—Estoy furiosa porque voy a trabajar con mi ex novio y no sé cómo hacerlo.

Entonces le dije:

—En esta ocasión, olvídate de que es tu ex novio. Va a ser tu socio en tu trabajo. Da lo mejor de ti.

—Pero tengo que besarlo —dijo.

—Bésalo, abrázalo, hazlo de la mejor forma —le dije.

Y cuando volvió de filmar esa película, tenía una sonrisa enorme. Estoy orgullosa de ella. Está llena de felicidad, se convirtió de nuevo en la persona que era. Ahora sabe quién es.

Creo que así es como debemos pensar acerca de la vida. Todos tenemos cosas malas y buenas; todos. Pero sólo pienso en mis cosas buenas; me olvido de las malas. Porque ¿de qué sirve que yo vaya por ahí pensando en cada defecto que tengo? ¿Qué lograría con eso? Sólo me sentiría más desdichada. Y todos los que me rodean se sentirían igual. No, no, no.

En esta vida, tenemos que hacer las cosas bien, y eso significa sentirnos orgullosas de ser quienes somos —caminar erguidas, ser lo mejor que podamos. ¿Y cuando fallemos? ¡Ser flexibles! Seguir adelante, sonreír y ¡olvidar que alguien pudo habernos visto!

siete

La guía de la mujer brasilera para conocer a los hombres

Aprende cómo esculpir tu diamante en bruto

¡Todas las mujeres que conozco desean poder cambiar algo en su hombre! Esto puede ser desde la forma de vestir hasta su forma de peinarse o la forma como trata a las meseras o el monto que da de propina. Algunas mujeres pasan la vida entera luchando con sus hombres por estos detalles. Pero aparentemente es una gran pérdida de tiempo. Les digo a mis clientas que tomen el camino más fácil y que muy suavemente vayan guiando a su hombre por donde quieren que vaya. Así todos salen ganando, ninguno siente que ha perdido algo. Creo que los hombres son diamantes en bruto ¡y que nosotras tenemos que tallarlos!

Ojalá mi hombre...

Me encanta oír a mis clientas hablar de sus esposos y sus novios. Es mucho lo que me cuentan de ellos. Lo divertido que se mostró la víspera en la casa de una amiga, lo bien que lo pasaron durante las vacaciones en el Gran Cañón el invierno pasado, el hermoso brazalete con el que las sorprendió para el aniversario.

Y luego comienzan a contarme ¡lo que las desespera de ese mismo hombre!

Lo primero que les pregunto es, "¿Estás contenta con tu hombre?", porque si en su mente la mujer, ya va saliendo por la puerta, entonces, no hay mucho que hacer. Lo mejor sería que siguiera adelante y ambos saldrían ganando. Si estás cambiando a alguien simplemente porque puedes, eso no funcionará. Tienes que estar realmente preocupada por esa persona y tienes que querer que el cambio resulte en algo mejor.

Pero si me dice que quiere que las cosas mejoren, que está realmente comprometida y que ama a su hombre, entonces hay muchas cosas que pueden cambiar y todos esos detalles que la desesperan desaparecerán. Siempre les digo a mis clientas que realmente, son muchas las cosas que pueden enseñarles a sus hombres. Y, aún si el hombre no se da cuenta de que está aprendiendo —como por ejemplo, a vestirse mejor, a ser más atento, a arreglarse mejor —estará más contento con el resultado final.

La forma de vestir no hace al hombre; pero no hace daño

Cuando se trata de la forma de vestir, siento lástima por los hombres. De verdad. Quiero decir que, nosotras las mujeres podemos hablar unas con otras y preguntarnos: "¿Se me ve bien esto?", "¿Se ve demasiado apretado?". Sabemos que podemos preguntar a otras mujeres y que nos ayudarán a elegir lo que nos quede mejor y nos haga ver más bonitas. Sabemos que la ropa nos puede mejorar, nos puede hacer ver más poderosas, más hermosas, más interesantes.

Pero los hombres no saben tanto acerca de la moda. Y no comentan unos con otros su forma de vestir ni organizan salidas a los centros comerciales con otros hombres para ver qué hay de nuevo y qué se les vería bien. No, ellos no tienen ese colchón de seguridad.

Las mujeres comienzan a vestirse y a elegir su propia ropa desde cuando son muy pequeñas. Les gusta medirse vestidos, sombreros y joyas bonitas, todas esas cosas. Deciden, desde muy temprano en sus vidas, si se sienten cómodas usando vestidos o si usarán pantalones la mayor parte del tiempo. Vemos niñas muy pequeñas que pelean con sus madres en los almacenes — ya están seguras de lo que quieren y no quieren que otra persona les diga qué se deben poner. Para cuando tienen cinco o seis años, ya han tomado sus decisiones.

Sin embargo, con los hombres, lo más probable es que las

madres les hayan comprado toda su ropa cuando eran pequeños y tal vez lo hayan seguido haciendo hasta cuando se fueron de la casa. No tienen ni idea de qué se les ve bien. Tal vez nunca les enseñaron qué se les vería bien para su tipo de cuerpo. Tal vez no saben ¡que tienen un tipo de cuerpo! Tal vez siguen pensando que se ven bien con la ropa que compraron hace quince años. O cuando estaban en la universidad. Y tal vez nunca se han visto al espejo ni se han fijado de forma crítica en lo que usan. Tal vez realmente no se dan cuenta de lo que la ropa podría hacer por ellos; la consideran simplemente como un uniforme. La usan, pero no tienen ninguna afinidad con ella.

Con frecuencia, el hombre se pone lo mismo todos los días. Si trabaja en una oficina, usa un vestido, una corbata y una camisa. Pero no piensa, *El corte de ese vestido me queda mejor que el otro. Debería dejar de usar estas camisas pasadas de moda y conseguir algo un poco más moderno.* No, es sólo su uniforme. Saca la camisa del cajón, elige una corbata de la barra de las corbatas y un vestido de entre el clóset. Si trabaja con sus manos tal vez use jeans y una camisa de trabajo, día tras día. Si uno no lo supiera, pensaría que tiene sólo una prenda de cada una, porque todas son exactamente iguales. Idénticas. Pero no es su culpa, así como no es mi culpa que yo no sepa cómo cambiar un neumático ni cómo funciona el motor de mi automóvil. Si necesitara saber esas cosas, esperaría que alguien me ayudara sin hacerme sentir como una estúpida.

Apuesto que ni su madre ni cualquier mujer en su vida se ha tomado el tiempo de mostrarle que la ropa puede hacerlo ver mucho mejor y que puede empezar a imaginar cómo se veía con ropa más moderna. Pero a fin de que la ropa no se convierta en su enemigo, hay que saber hacerlo. Por ejemplo, si le dices, "¿Sabes que estoy segura que esa camisa se te debió ver muy bien cuando eras adolescente?", si lo haces, se pondrá de inmediato a la defensiva, se pondrá furioso y se sentirá mal. Entonces, hará exactamente lo contrario de lo que quieres que haga. Créeme, esa camisa azul que ya no aguantas ¡nunca se la va a quitar! Se la va a poner día tras día. Desearás no haberle dicho nada. Así que tienes que hacerlo de forma inteligente.

Tu hombre no quiere que le repitan lo mismo una y otra vez ni que lo hagan sentir mal o ridículo. No, no, no. Eso sólo empeorará las cosas. Será mucho peor. ¿Quién quiere oír la misma cantaleta todos los días?

En cambio, comienza con algún tema que dé un rodeo hasta llegar a lo que realmente estás pensado. Tal vez puedas mostrarle un aviso en una revista y mencionar que crees que esos pantalones se le podrían ver bien. Sólo un comentario muy superficial, nada importante. Y la próxima vez que vayas de compras, le compras unos pantalones como esos. "Compré estos pantalones que te gustaron", puedes decir. Tal vez se sorprenda y quede algo confundido pero al decírselo con mucha naturalidad, verás que probablemente no dirá nada. Cuando se los ponga le dirás qué bien se ve —pero sin hacer mucho énfasis, como si siempre le elogiaras lo que se pone. Entonces tal vez le compres una camisa del tipo que quieres que use. Cuando se la ponga simplemente haz un gesto de asentimiento con la cabeza y sonríe.

"Te ves muy bien", dile en tono casual. Más tarde, ese mismo día, puedes volverlo a elogiar pero no exageres, no le muestres lo importante que es para ti porque lo asustarás y sacará su antena y comenzará a sospechar.

Sé que esto suena sencillo pero es la forma de hacerlo lo que realmente importa. Esa primera camisa se le veía tan bien, que no te quedó más remedio que ir a comprarle otra. Y qué sorpresa ¡estaba en rebaja por lo que le compraste otra de distinto color!

Eventualmente, la ropa que te gusta empezará a ser más importante que la que detestas. Así puedes empezar a sacar lo que no te gusta de su armario. Puedes decir, "¿Sabes? Ya nunca usas esto, démoslo a regalar". Un día verás que ya se viste como tú quieres y no siente que lo estás manipulando. Lo mejor es que se dará cuenta de que entiende un poco más acerca de la moda, que le gusta cómo se ve ahora más que antes. Porque la ropa no hace al hombre, pero ¡los hombres pueden estar seguros de que los hace ver mejor!

En realidad, la cola de caballo debe desaparecer

Tuve una clienta que me dijo, "Te aseguro que mi esposo parece un cavernícola. ¿Qué puedo hacer para que se haga un buen corte y se depile el vello que le sale en la nariz? Me da asco".

Éste es otro campo en el que hay que tener mucho tacto.

Nadie quiere ser criticado por su apariencia. Aún el hombre más seguro de sí mismo se sentirá mal si les dices, "Debes hacer algo con tu pelo". Se sentirá incómodo y no querrá ir a que le hagan un buen corte. Entonces, le dije a mi clienta que hiciera lo siguiente: Si piensas que debería hacerse un tipo distinto de corte, ve con él a la peluquería. Dile que quieres pasar la tarde con él y haz una cita. Nada extraordinario. Dile al estilista que crees que su excelente cara se vería mejor si tuviera el pelo más corto a los lados o lo que sea que creas que necesita. No le digas que ha usado el mismo estilo de corte durante doce años, no dejes que parezca que sean tú y el estilista contra él. No, eso, sin duda, tendrá un efecto contrario al que deseas. Cuando le hayan hecho el corte, elógialo. Todo el mes puedes decirle casualmente que se ve muy apuesto. Pero jamás le digas que no podías soportar la apariencia que tenía antes.

La próxima vez que vaya a cortarse el pelo, coméntale que últimamente su pelo se ve muy bien. Dile que le diga al estilista que te gustó mucho. Créeme, llegará a casa con una apariencia sorprendente. Porque, ya sea que lo diga o no, ya sea que lo sepa o no, él desea agradarte. Así como tú deseas agradarle a él. Y ahora quedó solucionado un problema, porque con seguridad no va a querer volver a utilizar el estilo de corte con el que nunca le decías que se veía bien.

Algunos lugares en los que no debería haber vello

En lo que tiene que ver con el cuidado personal, esto es un poco más delicado. Si quieres que tu hombre se depile el vello de la nariz y las orejas, tendrás que pensar en alguna forma de hacerlo sin ofenderlo. Si le dices, "Sabes que Harold, el marido de Judy se depila el vello de la nariz, y creo que se ve muy bien", ni se te ocurra pues con ese comentario sólo conseguirás problemas. Porque por más seguro de sí mismo que sea un hombre, pensará que te gusta Harold, que piensas que Harold es más apuesto que él, que tal vez quieres irte a la cama con Harold. Lo digo en serio, los hombres son muy blandos por dentro. Parecen duros, pero nosotras sabemos que no es así.

Por lo tanto, lo que debes hacer es elogiar a algún hombre que no represente una amenaza. Tal vez veas a alguien en un programa de televisión que a ambos les gusta. En esta forma no será un hombre al que él conozca ni con el que se encuentre en la calle, no será su competencia. Y además, es un hombre con el que tú jamás pensarías irte a la cama.

Puedes señalar a esa persona en la televisión y decir, "¿Hmmm no se ve muy apuesto? Espera, parece que se depila el vello de la nariz. Y ¿sabes qué? Creo que también le depilan las cejas. Se ve muy bien ¿no lo crees?".

Es probable que tu hombre no salte del sofá y diga, "Ay, sí, amor ¡eso se me vería muy bien! Voy a llamar a mi amigo John y le voy a contar. Ambos podemos ir al salón temprano por la mañana y que nos depilen a los dos". Eso sería muy gracioso, ¿no? Pero los hombres no son así.

La idea, sin embargo, le quedará en la cabeza. Tal vez la próxima vez que se mire al espejo verá que tiene vello en partes poco habituales y se preguntará si debe depilárselo o dejar que el estilista lo haga. Cuando vuelva a cortarse el pelo, apuesto a que va a pedir al estilista que le depile ese vello. Cuando lo notes, no des gritos de alegría. Pero no dejes de decirle lo bien que se ve, que se ve mucho más moderno. Si el estilista es inteligente, seguirá arreglándole el vello de la nariz y de las orejas sin siquiera preguntar. Pero debido a que ya hablaron de eso antes, no resulta un tema muy importante. No se sentirá incómodo y no pensará que es el único ser en el mundo que tiene esos vellos. Eso representa una gran diferencia. Créemelo. Es la forma de lograr lo que quieres sin peleas ni discusiones. Y todos salen ganando.

La clienta cuyo esposo necesitaba arreglarse mejor volvió unos dos meses después y me dijo que había sido como un milagro. Me comentó que ahora su hombre se veía mucho más joven, mucho más contemporáneo. Me habló de cómo esos pequeños detalles habían logrado una diferencia tan grande y también dijo que estaba encantada de que la vieran con él. Todo por unos pocos vellitos.

Vale la pena dejarle abrir esa puerta

Tuve una clienta que estaba molesta porque su esposo ya no se comportaba como un caballero con ella. Me dijo que cuando se conocieron, él le abría la puerta o le ayudaba con los paquetes cuando iban de compras. Dijo que si iba al baño cuando estaban en un restaurante, él se ponía de pie cuando ella regresaba y le sostenía la silla. Le encantaban esos detalles y dijo que la hacían sentir muy especial. Por alguna razón, con el tiempo, dejó de hacer esas cosas.

—Me encantaba cuando hacía todo eso. Me hacía sentir especial. No soy una flor debilucha, pero sin embargo me gusta que me traten como mujer.

Le pregunté si había pensado que tal vez ella hubiera podido dejar de tratarlo como un hombre y por esa razón él había dejado de tratarla como una mujer. Lo pensó por un largo rato y luego asintió.

—¿Sabes qué? Ya no tengo esos detallitos que tenía con él. Sé que le gusta este perfume pero no recuerdo la última vez que lo usé. A veces le gusta que me arregle, pero no recuerdo la última vez que me vio con algo que no fuera camisetas y pantalones de sudadera.

Decidió que no le diría nada, sólo empezaría a recordar cómo se comportaba ella cuando se enamoraron. Cuando la vi después, me dijo que había vuelto a tratar a su marido como lo hacía cuando se conocieron. Me dijo que su vida había vuelto a ser divertida. Ella se cambiaba de ropa en la tarde y él también.

¿Lo ves? Es una calle de doble vía y tenemos que dar para recibir.

ocho

Lo que realmente piensan los hombres

Cómo tener una buena relación

Tengo muchos amigos que saben que no quiero salir ni hacer el amor con ellos. Sólo cuando eso queda claro es posible que los hombres sean amigos de las mujeres. Son personas con las que me siento realmente cómoda y puedo hablar con ellos de muchas cosas. Salgo a cenar con ellos o vienen al salón y se sientan y me conversan por horas. Algunos son viejos amigos, otros son nuevos pero de todas formas les hago muchas preguntas. Les pregunto todo acerca de las mujeres. Quiero decir, ¿cómo puedo decirles a las mujeres cómo ser felices con sus hombres si no sé lo que los hombres piensan? Y pregunto lo que sea. Porque absolutamente ningún tema me avergüenza.

Quiero saber cómo son y qué es lo que no les gusta, qué

buscan en una mujer. Quiero saber lo que nosotras, como mujeres, podemos hacer para tener buenas relaciones. Qué podemos hacer para que sean felices. Quiero saber qué podemos hacer para que nuestras relaciones sexuales sean maravillosas.

Lo que los hombres se preguntan es: ¿Quiero irme a la cama con ella?

Al hablar con ellos me he enterado de que hay una gran diferencia entre los hombres y las mujeres. Digamos que una mujer entra a una fiesta. Lo primero que hace es fijarse en lo que llevan puesto las demás. Nos preocupa lo que piensen las demás y queremos ver si hay algo nuevo e interesante, un nuevo corte de pelo, un nuevo estilo de vestido. Esto puede tomar apenas unos segundos, pero la mujer sabrá de inmediato quién está allí, cómo se ve, quién habla con quién. Las mujeres se visten para otras mujeres. Usan el color de esmalte de uñas que creen que podría gustarle a las demás mujeres, y cosas así. Simplemente, así somos, como los pájaros, que se peinan las plumas unos a otros.

Después de observar a las mujeres, mira alrededor a todos los hombres. Ve un hombre con un corte de pelo atractivo, otro que lleva una camisa llamativa. Nota también al que tiene una bella sonrisa. Ve un hombre que le abre la puerta a una mujer y otro que se pone de pie cuando su pareja vuelve a sentarse a la mesa. Las mujeres se fijan en las actitudes, en los modales, saben si un hombre está satisfecho consigo mismo. Podemos medir lo que nos gusta de cada uno de estos hombres en una fracción de segundo. El hombre de azul es atractivo, ¿será soltero? ¿Ese hombre de barba será amable y me tratará como a una dama? ¿Ese hombre de la camisa negra sabrá bailar? Sólo después de estas consideraciones la mujer se pregunta si le gustaría acostarse con él.

Un hombre entra al mismo salón, mira a su alrededor e imagina a cada mujer soltera ¡totalmente desnuda! No estoy bromeando. Los hombres piensan en términos mucho más sexuales. Es posible que, inconscientemente, piensen que esta mujer es mejor que aquella, que les gustan más las rubias que las pelirrojas. Como quiera que sea. Pero su primer instinto es, ¿quiero irme a la cama con ella? ¿Tendremos buen sexo? Luego comienza a observar lo que lleva puesto o su estilo.

Los hombres son inmediatos. Ven a una mujer y la desean. Punto. No se preguntan si sabrá cocinar o si será como su madre, o si tendrán muchas cosas en común… ¿A quién le importa? Los hombres lo saben inmediatamente en sus mentes y en sus cuerpos. En ese aspecto, las mujeres son más lentas.

Esto es algo bueno de recordar, porque las mujeres enloquecen pensando que lo que llevan puesto tiene que ser perfecto, que no debe haber ni un solo pelo fuera de lugar, que el maquillaje debe ser de tal o cual forma. No salen de casa a menos que todo esté perfecto. Recuerda que, de cualquier manera, él te está imaginando desnuda.

Limítate a ser tú misma

¿Ya sabes cómo hay noches en que te sientes incapaz de preparar algo para la cena y simplemente sales a traer la comida lista? Estás en tu ropa más cómoda, tienes el pelo agarrado atrás y no estás pensando en nadie. Eres exactamente lo opuesto a la elegancia. Esta noche no es la noche en que piensas que tienes que estar perfecta, ni siquiera se te pasa por la mente mirar alrededor a ver si hay alguien que te interesaría conocer. No, tomas la comida preparada que ordenaste y al llegar a casa te pones la pijama y comes frente al televisor. Esos son tus planes. Y de pronto, bang, un hombre que hace fila para recoger su pedido comienza a hablarte y terminas saliendo a cenar con él.

Esta es una historia que he escuchado muchas veces en mi vida. ¿Por qué ocurre? Es porque un hombre te mira cuando estás así y se da cuenta de que no aparentas nada. No hay nada que se interponga entre ustedes. Y eso le atrae. Se siente atraído a la persona que eres realmente. Eso es lo que buscan los hombres, una mujer que sea ella misma. Sí, es posible que le gusten los vestidos elegantes, el maquillaje y el perfume, pero está mucho más interesado y lo excita mucho más lo que hay detrás de todo eso. Te lo aseguro, entre más auténtica seas, mayor será el número de hombres que se interese en ti.

Eres perfecta tal como eres

Los hombres me dicen que una de las cosas más tristes es cuando las mujeres no se sienten a gusto con sus cuerpos. Los hombres no notan todas las pequeñas imperfecciones. No, en absoluto. Tal vez algunos hombres tontos son extremadamente críticos, pero a casi todos les encantan sus mujeres con arrugas y con estrías y todas las demás cosas que las mujeres creen que son horribles. Puedo decir que casi nunca he oído a un hombre hablar de esas cosas. Pero las mujeres no dejan de hacerlo y de pensar en ellas.

Los hombres quieren tranquilizar a sus mujeres, pero ellas ni los escuchan. Los hombres dicen que para ellos es terrible ver que la mujer soporta tanta presión. Los hombres saben que no son perfectos y tampoco esperan que las mujeres lo sean. Los hombres ven su propia piel flácida y siguen tranquilamente con sus ocupaciones diarias. Las mujeres ven la de ellas, y no saben qué hacer, no pueden pensar, no pueden trabajar. Pasan horas y horas sintiéndose incómodas con sus cuerpos. Se torturan sin misericordia. Piensan que son basura. Los hombres prácticamente ni lo notan. Los hombres no se la pasan sentados por ahí pensando que sus amigos son más apuestos, más sexy o más atractivos que ellos.

Las mujeres se comparan constantemente unas con otras o con las fotografías de las revistas y piensan que no se ven tan bien. Inclusive las personas que aparecen fotografiadas en las revistas no se ven tan bien en la vida real —se trata de maquillaje, iluminación, ir donde un estilista y gastar allí tres horas, todo ese tipo de cosas.

De modo que los hombres quisieran que las mujeres se trataran con menos severidad, que se sintieran felices de ser como son.

Los secretos para hacerlo feliz

Está bien, hablemos del sexo oral. A los hombres les encanta que se lo hagan. Todas lo sabemos. Nunca he oído a un hombre decir, "No gracias, querida. No me gusta cuando chupas mi pene o lambes mis bolas". Realmente, ¿quién es ese hombre? Pero te diré lo que a los hombres les gusta aún más que eso. Son muchos los que me lo han dicho y cuando pregunto a otros, siempre están de acuerdo —quieren que pongas tu dedo meñique en su trasero cuando están a punto de tener un orgasmo. Quieren que presiones hacia abajo hacia el piso del ano, cerca del escroto.

Ahora bien, a algunas mujeres les gusta hacerlo y no hay problema. Sólo debes asegurarte de no poner ese dedo en ninguna otra parte hasta que te lo hayas lavado muy bien. Puede tener una gran cantidad de bacterias que podrían llegar a tu vagina y causarte una infección.

Sin embargo, si no deseas hacerlo, no tienes por qué sentirte mal. En cambio esto es algo fácil de hacer —masajea el área entre el escroto y el ano, pero en la parte externa de su cuerpo. Tiene las mismas terminaciones nerviosas y esto también les encanta a los hombres. Para las mujeres, también parece ser más cómodo. Por lo tanto, mientras sea algo que a tu hombre le guste, hazlo y hazlo feliz.

Abre tu mente, abre tus piernas

Son muchos los hombres que me dicen que quisieran retribuir los signos de cariño oral, pero sus mujeres no se sienten bien con estas manifestaciones. Sé que están en lo cierto, porque algunas de mis clientes me han dicho cosas como, "Me preocupo de que mi vagina huela", "¿Cómo sé si sabe bien?", "Creo que mi vagina está muy estirada, después de haber tenido tres hijos".

Te enseñaré algunos trucos. En primer lugar, la vagina no huele mal a menos que haya algo anormal, a menos que haya un exceso de bacterias en la vagina que produzcan ese olor. Si tienes ese tipo de olor en tu vagina, ve al médico y descubre la causa, de lo contrario, deja de preocuparte. En una ocasión, un hombre me dijo, "Nunca he olido una vagina que no oliera delicioso". Los hombres se preocupan mucho menos por el olor que las mujeres. Ni siquiera estoy segura de que las mujeres piensen en a qué deben oler sus vaginas. ¿A flores? ¿A naranjas? No, la vagina tiene un olor característico, y se trata de algo muy exótico y erótico. Este olor se intensifica durante el sexo, muchos hombres dicen que les encanta, que es una de las cosas que los excita. Puedo garantizarte que la mayoría de las vaginas huelen perfectamente bien. Más que bien.

Una vez que superes eso, si quieres saber más acerca de tu vagina, pruébala. ¿Por qué no poner allí un dedo limpio y luego probar? Si queremos que alguien más la pruebe ¿Por qué no nosotras mismas? Es como servir una sopa que aún no hemos probado. Quieres saber, entonces hazlo. Sabroso ¿verdad? Está bien, sabemos que la vagina no es algo extraño ni miedoso. Si la cuidas bien, se verá bien, olerá bien y sabré bien.

para mantenerse limpia

Cuando les pregunto a los hombres qué es lo que los decepciona, qué sería lo que querrían cambiar en las mujeres, hombres de todo el mundo —italianos, franceses, brasileros, griegos— me dicen que les preocupa que las mujeres norteamericanas no se limpian lo suficientemente bien en ese lugar.

Tenemos que tomarnos unos minutos más cuando estemos en la ducha para limpiarnos la vagina y el ano. Enjabonas bien el área y te enjuagas bien. No uses jabón dentro de la vagina, sólo agua. De pronto un paño húmedo para ayudar a limpiarla en la parte posterior. No requiere mucho tiempo. Pero, así como no nos olvidamos de lavarnos las piernas, no deben olvidar lavar tus genitales.

Entonces ¿Por qué no dejar que tu hombre tenga sexo oral contigo? Muchas mujeres dicen que el orgasmo del sexo oral es el más intenso que jamás hayan sentido por estar tan concentrado en el clítoris. Atrévete, sé osada. Cuando tu hombre te esté haciendo esto, hazle saber qué se siente mejor. Dale una señal —como un apretón en el hombro cuando sientes que puedes estar llegando a un orgasmo. Créeme, él lo recordará.

mejor que los ejercicios de kegel

Ahora te diré cómo revirginizarte ¡para que nunca te preocupes de que tu vagina no sea adecuada!

Parecería algo difícil, pero es muy sencillo. Mientras te duchas, pon una pierna sobre un borde de la tina. Coloca tu dedo del corazón dentro de la vagina, empuja hacia arriba y pasa el dedo por toda la superficie, como si estuvieras limpiando tu nariz. Luego saca el dedo, enjuágalo bien y vuelvo a hacer. Y una vez más. Para este momento, la vagina se estará estrechando. Después de hacerlo unas cuentas veces te costará trabajo incluso introducir allí el dedo. Recomiendo a mis clientas que hagan esto antes de hacer el amor. Cuando el hombre intente introducir su pene estará muy apretada. Por lo que pasarán más tiempo juntas, podrán besarse, hablar, tal vez tener sexo oral. Luego tu humedad natural descenderá y el pene encontrará su camino hacia arriba. Será el mejor sexo que jamás hayas tenido.

Respira profundo y disfruta

Sin embargo, nada de esto podrá ocurrir si la mujer no está relajada. Y eso es lo primero que me dicen los hombres —les gustaría que sus mujeres pudieran relajarse más. Durante el sexo, ven que la mujer está consciente de ella misma, de su cuerpo, o preocupada de la forma como está haciendo el amor, de cómo se está desempeñando. Naturalmente, si tu hombre te dice, "Relájate, mi amor", todo tu cuerpo se pondrá tenso. Así somos. Tenemos que aprender a hablarles a nuestros hombres, a decirles lo que nos hace felices, si necesitamos más besos o si queremos la luz más tenue, o luz de vela. Pero también debemos aprender a estar seguras de nosotras mismas, para poder encender la luz y seguirlo disfrutando.

nueve

Sólo di sí, sí, sí

Cómo recuperar la llama en tu vida sexual

Lo que escucho decir a mis clientas es que sienten que sus vidas sexuales se vuelven cada vez menos interesantes. Tal vez han estado con el mismo hombre por largo tiempo, tal vez han estado casadas muchos años, tal vez tienen hijos. Muchas cosas pueden interferir con una buena vida sexual. Me dicen que sus relaciones empezaron siendo muy fogosas, pero que con el tiempo se fueron haciendo cada vez menos sexuales. Tengo una forma interesante de volver a ponerle fuego a una relación, pero siempre, cuando les digo a mis clientas que lo hagan, dice, "Ah no, yo no creo que yo pueda hacerlo". Y les digo, "Deja de decir que no y empieza a decir que sí".

Cambia de actitud

Una noche, una buena clienta mía me llamó a mi casa.

—Mi mejor amiga tiene problemas. ¿Crees que pudieras hacerme el favor de recibirla mañana? —me preguntó.

—Claro que sí —le respondí.

La mujer llegó temprano al día siguiente. Entramos en el cuartito donde atiendo y le estaba poniendo la cera cuando comenzamos a hablar.

La historia que me contó es una que suelo oír con frecuencia: Había estado casada durante diez años con su esposo. Tenían tres hijos. Antes trabajaba, pero renunció para quedarse en casa con los niños. Todo el día se ocupaba de sus hijos, atendía todas sus pequeñas necesidades, hacía las compras, preparaba la cena para los niños y más tarde volvía a preparar otra cena distinta para ella y su esposo cuando él llegara de la oficina. Ya sabes, esas cosas que la mayoría de las mujeres hacen días tras día. Amaba a su familia, pero, de alguna forma, no se encontraba ella misma.

Me habló de cómo las cosas en su vida antes eran tan fáciles, pero ella y su esposo habían comenzado a acostumbrarse el uno al otro, no se tenían en cuenta y rara vez hablaban de otra cosa que no fueran los niños. Me dijo que realmente no peleaban pero que la ira hervía bajo la superficie. Se criticaban uno a otro frente a otras personas y ella comenzó a rechazar invitaciones a cenar porque le daba vergüenza el modo como se trataban. Y ahora se iban de vacaciones a un lugar tropical y ella estaba aterrorizada.

Me dijo que rara vez hacían el amor y que cuando lo hacían ella simplemente se desconectaba. Ni siquiera podía recordar cuándo había tenido el último orgasmo. Y hacía años que no tenía preparación para hacer el amor. Dijo que ya no lo pensaba. Cuando le pregunté si su esposo quería hacerle el amor, no vaciló. "Sí, siempre lo quiere. A veces digo que no, otras veces sólo me acuesto ahí hasta que termina".

Siempre que oigo eso me dan ganas de llorar. Qué terrible que uno desee que el sexo termine. No. La mujer tiene que encontrar la forma de disfrutarlo tanto como el hombre.

Le dije que una de las verdaderas diferencias entre los hombres y las mujeres es que los hombres pueden hacer el amor en cualquier momento, en cualquier lugar... y, básicamente, con cualquiera. No lo pueden fingir, porque necesitan la erección. Para la mayoría de los hombres no se requiere mucho más que pensar simplemente en el sexo y rápidamente, están listos, sin mayor problema.

Para las mujeres, es algo totalmente distinto. Necesitan que las acaricien, que las atraigan. Necesitan olvidar todo lo demás ¡y concentrarse en relajarse! De lo contrario, simplemente se limitarán a dejar que pase.

Los hombres se acuestan y piensan, *Hmmm, hay una mujer a mi lado.* Y por lo general ¡no necesitan más! Las mujeres se acuestan y piensan, *¿Estarán dormidos los niños? ¿Quedaría limpia la cocina? ¿Hay algo que deba hacer mañana a primera hora?* Ninguno de esos pensamientos es muy sensual que digamos.

Las mujeres se asustan porque a medida que se adaptan a

vivir con un hombre, sus libidos ya no son tan fuertes como lo fueron una vez. Y piensan que cuando ya no tengan el deseo, nunca lo van a recuperar.

Pero cuando amas a tu hombre, no puedes permitir que esas cosas se interpongan con el sexo. No es justo para ninguno de los dos. Tienes que volver a poner pasión en tu relación, sin importar cuánto tiempo hayan estado juntos. Esto es esencial y no puedes dejar que nada se interponga en la relación porque de lo contrario ésta será vacía y triste.

Primero que todo, piensa en ti como mujer

Esta nueva clienta estaba moviendo su cabeza de un lado al otro. No sabía qué hacer pero le dije que rechazara y sacara de su mente esos malos pensamientos, la idea de que su matrimonio había terminado; y que hiciera planes como si este viaje fuera a ser algo maravilloso. Le dije que empacara sus vestidos más coloridos y sensuales y algunas falditas. Que se olvidara de que era la "esposa" y se considerara simplemente una mujer. Así, como mujer, ¿quién no desea ir a una isla fabulosa bañada de sol en mitad del invierno?

Le dije que comprara ropa interior. Nada corriente, algo realmente bonito, que le quedara bien y que fuera sensual. Es gracioso cómo utilizar algo pequeño es tan sexy y produce buenos resultados. Entonces compra ropa interior y úsala. No tenía por qué considerarse como una prostituta sino como una mujer sensual que está con un hombre con el que quiere hacer el amor, con un hombre al que ama.

Le dije que por la noche, cuando se acostaran a dormir, debería pasar una de sus piernas sobre una de las de su esposo, pero en forma muy casual, como si fuera algo totalmente inconsciente. Sólo el hecho de estar cerca de él podría hacerla cambiar de actitud.

¡No te calles!

Le dije que debería dedicar mucho tiempo a hablar con su hombre. La conversación es muy importante en una relación y es una de las primeras cosas que se acaba en la mayoría de los matrimonios. Cuando dos personas viven juntas, dejan de hablar mucho porque creen que saben lo que la otra va a decir. Una dice algo, la otra gruñe y las cosas siguen así. Eso es muy malo para una relación. Pero hay formas de recuperar la diversión de conversar.

Lo primero es empezar a escuchar. Así es, esa es la parte más importante de hablar. Si cada cual espera a que el otro termine de hablar para poder decir algo, ninguno se divierte, ninguno aprende nada nuevo. De manera que escucha y recuerda no quejarte y piensa en cosas nuevas de las que puedes hablar. Un libro que leíste la semana pasada o una película que quieres ver. Algo ligero. Nada serio. Nada de hablar de los niños, nada de hablar de los problemas diarios que pueden tener. Piensa en cosas graciosas, divertidas, cosas que los hagan reír. Y habla, habla, habla.

Le dije que si no entendía el trabajo que su esposo hacía, que le preguntara al respecto. Que se enterara de lo que él hace todos los días. Si le gusta el béisbol, aprende un poco de béisbol. Haz una pregunta, pregunta qué pasa con la bola, por qué dan vueltas y vueltas al diamante, y así irás adquiriendo un poco de conocimiento de ese deporte. No es nada difícil, por lo que no debes adoptar el papel de mártir. No es nada del otro mundo, aprenderás algo de lo que a él le gusta. Y quieres que él haga lo mismo por ti. No importa cuál sea el tema —el trabajo, los deportes, la familia— muéstrate sinceramente interesada y escucha con atención, poniendo en ello toda tu mente y tu corazón.

Cuéntale algunas cosas graciosas que nunca le hayas contado antes. A veces, cuando se ha vivido con alguien por mucho tiempo, uno cree que ya no puede sorprender al otro, que sabe absolutamente todo con respecto a ti. Cuando la pareja se da cuenta de que esto no es cierto, comprenden que tal vez haya muchas más cosas que no saben y volverán a mostrar interés.

No seas melosa con él ni le preguntes si te ama. Nada peor que eso. Tan pronto como se hace esa pregunta le estás entregando todo el poder al otro. Y cualquiera que sea su respuesta, no será la correcta. Por lo tanto, da por hecho que te quiere y sigue adelante.

Es hora de respirar profundo

Le dije, "Si tu esposo no se divierte en casa, se irá a otra parte". Ese no es un secreto. Todos sabemos que si los esposos se sienten insatisfechos, no van a pedir más. Esto lo sabe hasta el perro. No quiero decir que tu esposo tenga necesariamente un amorío, aunque es posible. Lo que quiero decir es que todos necesitamos sentirnos bien y si siempre te estás quejando, si siempre estás furiosa, si siempre le estás diciendo que hace mal las cosas, ¿por qué habría de querer quedarse ahí? Le irá mejor trabajando más horas, o pasando tiempo con sus amigos, o en un bar. En cualquier otro sitio en donde no esté contigo. Así que tienes que asegurarte de que cuando esté contigo lo disfrute. Y que lo disfrutes tú también.

aprende a ser espontánea

Tiene que haber espontaneidad en cualquier relación, pero a veces es difícil cuando se ha vivido con una persona por mucho tiempo. Pero mientras más logres cambiar las cosas, mejor te sentirás. No tienen que ser cambios grandes —el simple hecho de hablar y escuchar puede adquirir una calidad totalmente nueva si hace tiempo que no lo hacen. O tal vez puedes poner algo de música en la noche, algo que a ambos les guste, y que no hayan oído hace mucho tiempo. Tal vez lo tomes de la mano y puedan bailar.

Lo más importante es hacerlo ver como algo nuevo y emocionante.

Le dije que recordara las cosas que antes los hacían reír a ambos y que las volviera a hacer. A veces, es simplemente una anécdota tonta, o una canción que trae buenos recuerdos. A veces es simplemente planear una cena para los dos, o recordar preguntarle lo que le gustaría en vez de suponer que ya lo sabes.

Le dije que debía relajarse. Olvídate de los niños, olvídate de si la relación va a funcionar o no, olvida todas las cosas que por lo general te preocupan. Y limítate a estar con él.

Hazlo sentir especial, haz que recuerde que lo quieres, que te parece atractivo e interesante. Lo gracioso de esto es que tan pronto como empieces a tratar a tu hombre como si fuera atractivo, te devolverá el favor.

Ve despacio

Está bien, ahí la tenemos, en este hermoso lugar, con el hombre que ama, ¿qué viene ahora? Le dije que permitiera que el sexo se diera a su debido tiempo. Que no se apresurara, que no actuara como si hubiera hecho el amor con el mismo hombre cientos y cientos de veces.

Y luego le conté uno de mis secretos sexuales favoritos. Siempre que les digo esto a mis clientas quedan escandalizadas. Pero después lo hacen y vuelven y me cuentan cuánto les agradó. Les digo que compren Vick's Vapor Rub y que justo antes de empezar a hacer el amor froten una cantidad muy pequeña sobre el clítoris. ¡Sí, de verdad les digo eso! Al principio se siente raro, calor y cosquilleo. También adormece un poco el clítoris. Pero cuando tu hombre desliza su pene en tu interior, llega un poco de Vick's a tu vagina y se siente increíblemente agradable. También para él porque caliente igualmente su pene. Además, si no sabe que eso va a ocurrir, quedará muy sorprendido y feliz. Es sólo una de esas cosas, como ponerse en la boca un cubo de hielo cuando le haces el amor con sexo oral. Es algo que se siente fabuloso, algo que tú y él recordarán mucho tiempo después.

No dejé de pensar en esa clienta durante todo el tiempo que estuvo de viaje. ¿Qué habrá pasado? ¿Les dará resultado? ¿Podrán reavivar sus sentimientos? Estaba muy preocupada. Aproximadamente una semana después vi que había separado una cita para una cera completa. Me moría por verla. Tan pronto como entró supe cuál sería su respuesta a mi pregunta. Tenía una hermosa sonrisa en su rostro.

—¿Y, bien? —le pregunté.

—Nos divertimos muchísimo —me respondió.

Me dijo lo feliz que había estado y cómo se daba cuenta de que su relación había retomado el rumbo. Dijo que hacer el amor fue algo sorprendente y que ¡ni siquiera salieron de la habitación! Por algún motivo supe que esto era el comienzo de algo grandioso para ellos, que a veces, cuando pensamos que las cosas no pueden ser peores, nos damos cuenta de que estamos a punto de descubrir algo maravilloso. Y eso es lo mejor de la vida.

¿Debo quedarme o debo irme?

Tengo muchas clientas que me dicen, "Mi esposo ya no me satisface. ¿Crees que debo tener un amorío?".

Ahora bien, esta es una pregunta cargada. ¿Realmente quieren que les diga que sí, que deben tener una aventura amorosa para quedar satisfechas también? No, claro que no. Lo que realmente preguntan es cómo lograr lo que quieren.

Hay muchas formas de llegar a un mismo sitio. Y cuando se trata de sexo, me doy cuenta de que la mayoría de las mujeres no hablan, no dirigen a su pareja, no le dicen lo que quieren. Están menos interesadas en hacer el amor porque están muy ocupadas cuidando a los niños o trabajando u ocupándose de los problemas de todos los demás. Con mucha frecuencia, sus hombres piensan que están felices aún cuando no lo están. ¿Es culpa de él? No, sólo necesita que le enseñes y de ti depende que aprenda. Lo que hay que hacer es indicarle muy sutilmente lo que uno desea.

Una forma de hacerlo es simplemente mover el cuerpo hacia donde la sensación sea mejor. Si tu esposo desea que le hagas sexo oral y a ti te gusta, entonces da la vuelta de modo que tu vagina quede cerca de su boca. Los hombres suelen decirme que les encantaría hacer sexo oral con sus novias, pero muchas veces la novia dice que no. O ellos intentan y la novia se retira diciéndole que no lo quiere hacer. Los hombres no entienden por qué, porque aún no he conocido el primer hombre que diga que no le gusta que le hagan sexo oral. Pero

¿qué hombre quiere que lo rechacen? Entonces, deja de intentarlo. Cuando pregunto a mis clientas por qué no dejan que sus hombres les hagan el amor de esta forma oral, me dicen que se preocupan de que tal vez no huelan o no sepan bien. Tengo que decirles que a menos de que tengan un problema, sus vaginas sabrán y olerán muy bien. Además, el sexo oral es una sensación maravillosa, de forma que ¿por qué no hacerlo? Y si además tiene la cera brasilera, santo cielo, la sensación es genial. Más que genial.

El sexo nos une. Nos hace felices. ¿Por qué no hacer el amor tanto como podamos? Créeme, nunca te va a hacer sentir peor.

Actúa

Entonces ¿Qué pueden hacer las mujeres para disfrutar del sexo tanto como lo disfrutan los hombres?

Les digo que todo se resume en una palabra —"actúa". Cuando lo digo siempre se ponen furiosas. Me dicen que no lo pueden hacer, que eso sería deshonesto, que no lo disfrutarían. Y yo me río. Porque sé que sí lo disfrutarán. Ah, sí.

Les digo que imaginen que son muchas personas en un mismo cuerpo. Es fácil de imaginar. A veces Janea está cansada y quiere enrollarse en el sofá y en su pijama. Ha tenido un día pesado. Pero si mi hombre quiere jugar, recuerdo a una muchacha de mi pueblo, llamada Anita, a quien le encanta besar. Y dejo que "Anita" sea un poco más osada que lo que normalmente lo sería Janea, un poco más lanzada. Y entonces ahí estoy yo disfrutándolo.

La fantasía del sexo es fantástica en cualquier momento, todo el tiempo. Pero si eres muy seria, el sexo no se da bien. Por lo tanto, si lo que deseamos es fantasía asegurémonos de que sea la mejor de las fantasías. Hoy, no soy Janea; hoy voy a ser Claire. A Claire le gusta su cuerpo, le gusta mostrarse. Es la mujer más sensual del mundo y desea que su hombre se lo diga. Puedo traer a Claire a la alcoba y boom, boom, boom, haremos el amor de forma fantástica.

No, no más

Hay una expresión en Brasil que dice, "No sabes que tienes hambre hasta cuando empiezas a comer". Tú podrás decir, "No, gracias". Pero entonces, alguien trae este maravilloso plato de comida y al cabo de un minuto estás probando la ensalada y luego tal vez unas papas de tu plato. Comes y comes. Y después, poco a poco, sigues con la carne. Pronto se te olvida que no tenías hambre y ya no puedes pensar más que en lo deliciosa que está la comida. Quisiera un poco más, por favor.

Bien, lo mismo ocurre con el sexo. Si siempre dices que no, si piensas constantemente que no lo deseas y si no dejas de rechazar a tu hombre, dejará de pedírtelo. Olvidará cómo agradarte y olvidarás cómo agradarlo. Además, las mujeres me dicen que cuando eso ocurre, sienten que han perdido algo muy importante. Se sienten rechazadas, suponen que una vez que se apaga la llama, no la pueden reavivar. Pero eso no es cierto.

Tengo una clienta que se encontraba en una encrucijada en su relación. Amaba a su esposo pero no quería hacer el amor. Me dijo que solían hacerlo todo el tiempo, pero a medida que pasaban los años, todo se interponía —tenía que llegar temprano al trabajo, o los niños necesitaban ayuda con sus tareas, o simplemente no estaba de humor. Se preocupaba de que pudieran estar camino a un divorcio, pero lo que no podía determinar era qué hacer.

Le dije que tendría que cambiar sólo una cosa —dejar de decir no y, de ahora en adelante, decir sí. Cada vez que su esposo le hiciera la menor insinuación acerca de hacer el amor, debería hacerlo.

—Pero, pero, pero... —estaba pensando en todas las razones para no hacerlo.

Le dije:

—Oye, si amas a tu esposo, tendrás que avivar de nuevo el fuego de tu vida sexual. De eso no hay duda. Ahora bien, tal vez algunos hombres no quieran hacer el amor y sus esposas tampoco, por lo que todo el mundo queda contento y continúan con sus vidas sin siquiera pensar en el sexo. Para ellos es algo fácil. Pero tú y tu esposo no son esa clase de personas. Si sólo uno de ustedes desea hacer el amor y el otro no, ambos tendrán un problema. No es solamente problema de él. Y si no comienzas a disfrutarlo con él, los dos saldrán perdiendo. Buscará afecto en otros sitios y ambos se volverán amargados e irascibles.

Entonces le dije que le hiciera el amor a su esposo todas las noches durante un mes. Cada noche, o en la mañana.

Deberías haber visto la forma como me miró.

—No puedo hacer eso. Sabrá que tengo alguna razón escondida.

¡Oh, sí, sabrá exactamente de qué se trata!

Si quieres tener buen sexo, durante un mes deberías hacer el amor con tu esposo todas las noches. Sí, eso es correcto. Una noche podría significar bang, bang, bang —una relación sexual muy rápida. A la siguiente podría ser masturbación mutua. Tal vez al día siguiente le das el tratamiento oral. Y luego te dará un masaje. Es posible que una noche se limiten a besarse durante quince minutos.

Recuerda: El sexo no es como correr una maratón. No hay que cruzar la línea de llegada cada noche. Hay muchas cosas que tú y tu esposo pueden hacer para sentirse bien, aunque la meta final no debe ser que él tenga un orgasmo. Si no lo tiene, está bien; aún queda mañana por la noche. Si sabe que está haciendo el amor con mucha frecuencia, dejará de preocuparse por eso. Comenzará a pensar en el sexo de otras formas.

Mientras seas tú quien, cada vez más, inicie el contacto sexual, más fácil será. Tal vez no te sientas de humor una noche. Haz el amor de todas formas, no le niegues su deseo. Siéntete bien con lo que estás haciendo —él te desea. Quiere hacerte el amor, quiere sentirse cerca a ti. Esto es bueno. Por lo tanto, no te quejes, no asumas el papel de mártir, no pongas los ojos en blanco porque estás haciendo algo que no quieres.

Entre más veces hagas el amor, más tranquila vas a estar. Es así de simple. Una vez que se ha establecido un patrón, ambos estarán esperando que llegue el momento de disfrutarlo. Algunas noches el contacto puede durar media hora, otras, apenas cinco minutos. No importa. Eso no es lo importante. Así como las mujeres saben que la talla no importa, también saben que la calidad es mejor que la cantidad. Ninguno deberá estar mirando del reloj.

Entre más hagan el amor, más fácil será tener orgasmos. ¿Por qué? Porque no se puede tener un orgasmo cuando uno está tenso y preocupado. Tal vez lo puedan hacer los hombres pero no las mujeres. No, necesitamos que tanto nuestras mentes como nuestros cuerpos estén tranquilos para poder tener sensaciones agradables. Entre más hagamos el amor, menos tensas estaremos.

Dejé de ver a mi clienta por unas seis semanas. Pensaba en ella todos los días intentando imaginar qué estaría sucediendo en su hogar. Esperaba que se estuviera divirtiendo y que hubieran empezado a pensar que hacer el amor es uno de los placeres más grandes de la vida, algo que ella y su esposo pueden compartir y esperar con ilusión.

Cuando vino a su próxima cita, traía un gran ramo de flores. Cuando me lo entregó, dijo, "Te lo envía mi esposo". Ahora, cuando la veo, me trasmite un caluroso saludo de su esposo. Ella está más bonita de lo que se ha visto en años.

diez

Mi hombre

Y por qué sigo soltera

Todos los días mis clientas me dicen, "Cuéntame de tu hombre. Debe ser muy divertido, debe ser muy agradable, debe tratarte muy bien…".

Mis clientas suponen que si tengo toda esta experiencia para darles, debe ser porque tengo una excelente relación. Imaginan que debo haberle enseñado a mi hombre cómo agradarme, cómo mantenerme feliz. Y creen que debemos tener una relación maravillosa.

Y es cierto —mi hombre es todo eso y más. Mi hombre es divertido e inteligente. Mi hombre ama su trabajo. Mi hombre se desempeña muy bien en la cama. Mi hombre es maravilloso conmigo.

Lo único es que ¡no lo he encontrado aún!

Demasiado joven para saber lo que tenía

Me casé cuando apenas tenía veintidós años. Y, aunque era muy joven, creía que lo sabía todo, que nadie me podía enseñar nada. Me podían preguntar cualquier cosa acerca de lo que fuera y yo tenía la respuesta. Además, mi esposo también creía que lo sabía todo. De forma que ya estábamos el uno contra el otro, porque ambos teníamos que tener siempre la razón. Nunca permitíamos que el otro nos instruyera o nos llevara a algún sitio.

Al comienzo fuimos felices. Era un buen esposo, un buen hombre. Aunque no perfecto. No cien por ciento. Es decir ¿Quién lo es? Pero en ese entonces, yo era muy impaciente. No estaba dispuesta a esperar a que algo cambiara, quería que cambiara ahora, ahora, ahora.

Tuvimos una niña que nos hizo felices. Pero había algo en nuestra relación que aún me hacía falta, algo que no podía definir. Miraba a mi esposo y podía ver que no era feliz. Él también buscaba la forma de recuperar lo que habíamos tenido.

Comencé a hablar al respecto con mis amigas, a decirles cómo mi esposo ya no era bueno conmigo, cómo había dejado de prestarme atención, lo distraído que estaba. Ya sabes cómo ese tipo de confidencias adquieren vida propia. *Psst, psst, psst, bla, bla, bla.* Estaban más que dispuestas a darme consejos. De hecho, les encantaba. Me decían algo así como, "Está bien, esta noche, si al venir del trabajo no te trae flores, entonces no le haces el amor durante una semana. Sea lo que sea, nada de sexo". Y yo esperaba a que llegara a casa y, claro está, caía directo en la trampa, porque no traía flores en sus manos. Boom, sin sexo por una semana y ni siquiera le decía por qué. Nuestra relación, en vez de mejorar se fue deteriorando cada vez más. Fui muy tonta al hacerles caso a esas mujeres porque lo que ellas buscaban no era mi felicidad.

Llevar vidas separadas

Mi esposo comenzó a llegar a casa del trabajo, darse una ducha e irse a dormir sin más ni más. Sin hablar, sin intimidad, sin amor. Nunca pensé que me estaba siendo infiel pero sabía que tampoco estaba pensando en mí así que me sentía muy desgraciada.

Cuando vi que las cosas iban realmente mal, supe que tenía que hacer algo para llamar su atención. Aún quería salvar nuestro matrimonio, pero no tenía idea de cómo hacerlo.

Lo pensé por mucho tiempo y decidí intentar darle celos. Pensé que eso podría unirnos. Por lo que comencé a actuar como si tuviera una aventura amorosa con un odontólogo que ambos conocíamos. Lo conocíamos por motivos profesionales. Era apuesto y mi esposo creyó la historia. Comenzó a mostrarse muy cariñoso conmigo. Fue la mejor época que tuvimos después de mucho tiempo.

Unas pocas semanas después de que le conté a mi esposo lo que sentía por el odontólogo, mi esposo fue a jugar fútbol de playa como lo hacía los sábados. Pero ese día mi esposo no participó en el partido, sino que actuó de árbitro. También el odontólogo vino a jugar. Muy pronto después de iniciado el partido, mi esposo le pitó una falta al odontólogo y un poco después otra más. El odontólogo comenzó a reclamar porque no había cometido ninguna falta y luego mi esposo le sacó tarjeta roja, lo que significaba que lo sacaba del partido. El odontólogo comenzó a gritar porque no tenía la menor idea de por qué le estaba ocurriendo esto y, sin más ni más ¡mi esposo lo expulsó de la liga por seis meses!

Durante unos pocos meses las cosas mejoraron, pero luego volvieron a ser como antes. Yo lo había puesto a prueba en relación a todas las cosas que deseaba y, sin embargo, no éramos felices. Aprendí una gran lección porque, aunque era joven, me di cuenta de que uno no pone en juego lo que más quiere sólo para probar que es capaz de manipular a alguien. Hice algo mal y eso me atormentó por mucho tiempo.

A pesar de que decía que quería intimidad con él, le negaba las partes más importantes de mí misma. Nunca le dije lo que realmente pensaba. Nunca le permití acercarse y nunca me acerqué a él. Pretendía que leyera mi mente. Quería que supiera más acerca de mí que yo misma.

No tenía paciencia para intentar cambiar las cosas, no tenía paciencia cuando las cosas no eran perfectas. Les digo a mis clientas que actúen como mujeres, no sólo como esposas, porque fue ahí donde me equivoqué. Olvidé que debía escucharlo, que tenía que estar ahí para él de la misma forma en que quería que él estuviera ahí para mí, que tal vez debía vestirme bien algunas noches para que pudiéramos salir a divertirnos juntos, que debía tal vez preguntarle más acerca de lo que hizo durante el día. Era su esposa, pero me olvidé de ser también mujer.

En busca del hombre correcto

Sí tuve algunos amigos después de divorciarme. Creo que salí con todo el horóscopo de hombres. Tuve novios por muy corto tiempo y otros que deberían haber durado más tiempo pero no fue así. Sin embargo, mientras más contenta estaba conmigo misma, mientras más disfrutaba mi negocio, mientras más me ponía en primer lugar, más me daba cuenta de que no me hacía tanta falta un hombre.

Y no estaba dispuesta a llegar a un compromiso. Cuando conoces a un hombre que hace bien el amor y, una vez que lo sabe, ya no quiere trabajar, ya no quiere hacer nada más. O conoces a uno que es muy rico y piensa que eso es suficiente para ti y que no necesita hacer nada más, sólo tener dinero. No aprende a escuchar ni cómo cuidar a su mujer. O encuentras a un hombre muy apuesto pero al que no le gusta el sexo. Todos parecían ser sólo una parte de lo que yo buscaba, no el todo. Entonces, mientras más cómoda me sentía conmigo misma, menos buscaba un compañero.

Ya lo ves, soy exigente. No quiero tener que hacer ningún compromiso. Quiero que un hombre me mejore la vida, no que me la empeore. Por lo tanto, tendría que ser especial. Pero también yo soy especial. Entonces, ¿por qué no aspirar a ello?

Por qué lo quiero todo

Hay un símbolo brasilero de cuatro lados en el que siempre pienso. En la parte superior dice Trabajo, a un lado dice Respeto, al otro lado Comprensión y en la parte inferior Amor. El símbolo muestra lo que necesitamos, el paquete completo. Un poco de todo.

En cuanto al trabajo —no me importa que mi hombre sea presidente de una gran compañía o la persona encargada de limpiar la oficina al final del día. No me importa si gana más dinero que yo o si tengo que pagar la mayoría de los gastos porque yo gano más que él. Eso no tiene la menor importancia. Lo único que me importa es que le guste su trabajo, que lo haga bien y que se sienta orgulloso de hacerlo. Quiero que haga su trabajo tan bien como lo podría hacer cualquiera. Mejor que cualquiera. No me importa si otros piensan que su trabajo es bueno o que es una porquería. Sólo me importa lo que él piense, y cómo se trate él mismo. Quiero entender lo que hace porque su trabajo es muy importante para mí y puedes creerme ¡va a saber tanto de la cera brasilera que va a poder hacerla él mismo! Por lo tanto, quiero estar con una persona que sea también así.

Luego pasamos al respeto. Quiero un hombre que me respete como persona y como mujer. Tendrá que saber que mi hija y mi nieta son muy importantes para mí y tendrá que tratarlas como desearía que trataran a su hija. Tendría que respetar mi relación con ellas. Tendría que acoger también a mis hermanas, porque estamos siempre juntas y quiero que él sea parte de esa vida que hemos forjado para nosotras. Cada fin de semana lo pasamos en una de nuestras casas, cocinando, comiendo y hablando hasta que sale el sol. Quiero que esté a mi lado, y disfrute también de eso. Y, naturalmente, tendrá que respetar también a su propia familia.

En cuanto a la comprensión, estamos llegando ahora a cosas que no siempre son fáciles. Quiero que pueda hablarme de lo que realmente está pensando y también que sepa escucharme. Pero para lograrlo debo tener la mente despejada y no juzgar cada cosa que dice. Además, tengo que ser fuerte, y él también. Hay que esforzarse por las mismas cosas, las mismas metas para ambos. En tiempos difíciles, hay que unirse, no separarse. No nos podemos culpar el uno al otro ni guardar rencores. Debemos estar dispuestos a olvidar lo que nos molesta y también cosas más importantes. No podemos echarnos en cara constantemente lo que no nos gusta de uno y otro porque ambos saldremos perdiendo.

Y ahora llegamos al último símbolo —el amor. Ésta es la parte más difícil. Tengo que enamorarme de cada parte de su ser. Como si fuera un hombre muy espontáneo, y me gustara eso de él, no podría cambiar después y decir que no siempre viene a tiempo o que se olvidó de una cita porque algo ocurrió y cambió de planes. No me puedo enamorar de la parte de él que es generosa y luego quejarme de que le compra un regalo a alguien. Es un equilibrio muy difícil de lograr.

Me gustaría saber que soy la persona más importante en la

vida de mi hombre. Quiero que se sienta muy pero muy orgulloso de caminar a mi lado, muy orgulloso de lo que he logrado en mi vida. Me esforcé mucho por tener lo que tengo y me gustaría que él se sintiera entusiasmado por lo que he hecho —no que me tuviera envidia o miedo porque yo tenga más que él. Quisiera que se enorgulleciera de mí.

Por qué tenemos que seguir esforzándonos por mejorar una relación

Oigo a las clientas en el salón hablar de cómo van a dejar a sus esposos y cuando les pregunto por qué, me dicen que por los muchos detalles pequeños de los hombres que no pueden soportar. Las oigo y luego les digo que deben mejorar su relación. Es el padre de sus hijos. Lo conocen, ¿por qué dejarlo ir? Piensen si pueden cambiar las cosas. Traten de hacer esto o aquello, algo que nunca hayan intentado antes. Continúen intentándolo.

Lo digo porque sé que lo que acabó con mi matrimonio fue que no nos esforzamos por que funcionara. Yo estaba demasiado ocupada actuando, demasiado ocupada para tratar de cambiarlo en una u otra forma. Estaba más interesada en causar una impresión en mis amigas que en hacer de mi matrimonio un matrimonio feliz. Odio ver cómo otras mujeres comenten el mismo error.

Algunas me dicen que no quieren esforzarse por salvar sus

matrimonios. Les digo que tienen que esforzarse por mantener limpio el piso de la cocina. ¿Por qué no mantener su relación en buen estado? ¿Es, o no es lo más importante en tu vida? ¿Lo es? Entonces, lucha por él. No dejes de intentar cosas nuevas hasta que mejore. No te rindas y será aún más precioso.

Sólo si ya no lo amas debes tal vez considerar el divorcio. Debe ser el último recurso, no el primero.

Aprender a ser feliz sola

En mi matrimonio aprendí mucho. Aprendí que no es cierto que estar con el hombre equivocado sea mejor que no tener un hombre. Aprendí que debo decir lo que pienso para obtener lo que quiero y no esperar a que alguien haga eso por mí. Aprendí que soy fuerte y que, pase lo que pase, estaré bien.

Aprendí que soy una muy buena madre y que el amor por mi hija me ha hecho una mujer fuerte. Aprendí que tal vez ciertas personas tienen amor y otras no. Y que eso está bien.

Tengo casi todo lo que siempre he querido tener. Si llegara el amor, lo recibiría con gusto. Pero a nadie le voy a llorar por lo que no tengo. Ahora sé que a veces es mejor estar sola que sentirse sola en una relación.

Y lo que más he aprendido es que venga lo que venga, sin importar lo que me depare la vida, podré mirarlo de frente y convertirlo en algo bueno. Ese es el estilo brasilero.

Agradecimientos

Queremos agradecer a nuestra agente, Lynn Johnston, que tuvo la capacidad de entender que nos enamoraríamos y escribiríamos este libro; gracias a Hellene Rodgville, quien hizo una transcripción extraordinaria y entendió cada palabra; a Annie Flanders, por saber qué sería lo correcto; y a Meg Leder y al equipo de Perigee/Penguin por su apoyo y su fe en este libro.

Acerca de las Autoras

Janea Padilha del J Sisters Salon sabía cómo depilar una ceja antes de entrar a kínder. La inspiración le vino mientras se encontraba en una playa brasilera, inventó su propia técnica de la cera brasilera, y el salón que había empezado con sus hermanas es ahora un negocio multimillonario. Visita el sitio web de Janea en www.jsisters.com.

La escritora de farándula **Martha Frankel** le puso a Jennifer Lopez su vestido de novia, se probó su ropa interior con Elle Macpherson y le aseguró a Sarah Jessica Parker que algún día encontraría el papel que la haría famosa. Sus divertidas y conmovedoras memorias, *Hats and Eyeglasses* (Sombreros y Anteojos) fueron consideradas como "íntimas y exuberantes" por *O, The Oprah Magazine*. Visita su sitio web en www.marthafrankel.com.

WITHDRAWN